Für Günter

ANDREAS WINTER

DIE SACHE MIT DEM ALK‰HOL

GENUSS OHNE ABHÄNGIGKEIT IST MÖGLICH: WARUM WIR TRINKEN UND WIE WIR UNSERE GEWOHNHEITEN ÄNDERN KÖNNEN

Haben Sie Fragen an den Verlag?
Anregungen zum Buch?
Erfahrungen, die Sie mit anderen teilen möchten?

Besuchen Sie unsere sozialen Netzwerke:
www.mankau-verlag.de/forum

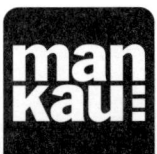

Bibliografische Information der Deutschen Nationalbibliothek
Die Deutsche Nationalbibliothek verzeichnet diese Publikation in der
Deutschen Nationalbibliografie; detaillierte bibliografische Daten sind
im Internet über http://dnb.d-nb.de abrufbar.

Andreas Winter
Die Sache mit dem Alkohol
Genuss ohne Abhängigkeit ist möglich:
Warum wir trinken und wie wir unsere Gewohnheiten ändern können
ISBN 978-3-86374-676-6
1. Auflage 2022

Mankau Verlag GmbH
D-82418 Murnau a. Staffelsee
Im Netz: www.mankau-verlag.de
Soziale Netzwerke: www.mankau-verlag.de/forum

Lektorat: Dr. Thomas Wolf, MetaLexis;
Redaktionsbüro Julia Feldbaum, Augsburg
Endkorrektorat: Susanne Langer-Joffroy M. A., Germering
Cover/Umschlaggestaltung: Andrea Janas, München,
www.andreajanas.com
Gestaltung Innenteil: Mankau Verlag GmbH

Illustrationen: kmiragaya – stock.adobe.com (10); Евгений Вершинин –
stock.adobe.com (14/15); TheVisualsYouNeed – stock.adobe.com
(30/31); Nestor – stock.adobe.com (52/53); boule1301 –
stock.adobe.com (84/85); Photographee.eu – stock.adobe.com (110/111);
Dmitry Ersler – stock.adobe.com (148/149); Strelciuc –
stock.adobe.com (176)

Druck: Druckerei C. H. Beck, Nördlingen

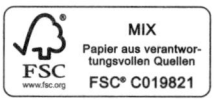

Wichtiger Hinweis des Verlags:
Der Autor hat bei der Erstellung dieses Buches Informationen und
Ratschläge mit Sorgfalt recherchiert und geprüft, dennoch erfolgen alle
Angaben ohne Gewähr; Verlag und Autor können keinerlei Haftung für
etwaige Schäden oder Nachteile übernehmen, die sich aus der praktischen Umsetzung der in diesem Buch dargestellten Inhalte ergeben.
Bitte respektieren Sie die Grenzen der Selbstbehandlung und suchen
Sie bei Erkrankungen einen erfahrenen Arzt oder Heilpraktiker auf.

INHALT

Zum Geleit 8

Das Dilemma 11

DAS PHÄNOMEN 15
Konsum oder Missbrauch 17
Der Psycho-Tipp: Nicht ärgern – schlafen! 26

SUCHT 31
Sind Sie Alkoholiker? 33
Sucht – ein Definitionsversuch 35
Exkurs: Wie tickt die Psyche? 37
»Psychische Ursache« heißt nicht »Schraube locker«! ... 41
Der Unterschied zwischen Sucht und Zwang 48

DER ALKOHOLKONSUM 53
Trinken ist nicht gleich Betrinken 56
Saufen, bis der Arzt kommt –
die Kids nehmen es wörtlich 59
Trotz – der verlorene Kampf um Freiheit 62
Der Psycho-Tipp: Trotze dem Trotz 66
»Alkohol« lernen wir von den Eltern 67
Mach was Vernünftiges, Junge – stirb! 69
Alkoholiker-Selbsthilfegruppen:
Warum eigentlich »anonym«? 71
Die »Funktion« des Betrinkens 74
Die verschiedenen Trinkertypen 80

‰ INHALT

DIE KULTURELLE KOMPONENTE 85
Sag mir, was du trinkst, und ich sag dir, wie du tickst 87
Wie Sie trotz Alkohol Ihren Führerschein behalten 102
Wissenschaft oder Aberglaube 105

LIVE AUS DER PRAXIS 111
Fall 1: Ein Gläschen in Ehren 114
Fall 2: Im Suff Krimiautorin, nüchtern Hilfsarbeiterin –
oder: Ein Leben voller Lügen 118
Fall 3: Dabei sein ist alles 123
Fall 4: Natural born drinker 126
Fall 5: Als Sohn hart und erfolglos,
als Erwachsener sensibel und frei 129
Fall 6: Die lustige Anita trank,
um den Sex zu ertragen 134
Fall 7: Ehebetrug, Selbstbetrug
und Selbstbetäubung 138
Fall 8: Wie der letzte Tod die Zukunft rettete 140
Von Anti-Coaches und der Erkenntnis zum Erfolg 145

WIE SIE ENDLICH DEN ALKOHOL BESIEGEN! 149
Erst therapieren – dann entziehen! 151
Genusstrinken versus Abstinenz
und kontrolliertes Trinken 153
Vier Fragen, die zum Durchbruch verhelfen 158
Der Mythos von der Weinbrandbohne 161
Ausschleichen ohne Zittern 164
  Der Psycho-Tipp: Sag statt
  »Nein, danke« lieber »Ja, aber ...« 168
Zu guter Letzt: Locker bleiben 170

INHALT ‰

Nachwort: Eine neue Suchttherapie ist fällig –
und zwar schnell! 177

Masterclass zum tiefenpsychologischen Coach 180
Weitere Bücher von Andreas Winter 181
Audio-CDs und DVDs von Andreas Winter 183
Anmerkungen 185
Stichwortregister 187

ZUM GELEIT

Alkoholische Getränke sind fast allerorten ein geschätzter Begleiter der Menschheit, ein Mittel zur Entspannung nach getaner Arbeit, ein Quell der Ausgelassenheit bei feierlichen Anlässen. Doch wer davon regelmäßig über das Maß hinaus konsumiert, der gefährdet sein Glück, seine Gesundheit und sein Leben. Es ist eine Frage des richtigen Maßes. Doch das richtige Maß ist für viele Menschen nicht mehr so einfach zu erkennen. Die Fülle der Belehrungen, der Ermahnungen und auch der unverhohlenen Drohungen verwirrt und destabilisiert. Auch noch so gut gemeinte Ratschläge haben ihren Preis. Da ist es beruhigend zu wissen, dass Andreas Winter dieses schwierige Thema erfrischend unbefangen behandelt.

Das richtige Maß ist nicht nur beim Alkohol umstritten, selbst beim ganz profanen Wasser gibt es inzwischen Irritationen. Die „Wasservergiftung", fachsprachlich Hyponatriämie, ist eine gar nicht so seltene Krankheits- und Todesursache. Der Grund ist einfach: Man trinkt über den Durst. Wird dann noch beim Salz gespart, ist das Unglück vorprogrammiert. Das überschüssige Wasser kann der Körper nur zusammen mit Salz (genauer gesagt mit seinem Bestandteil Natrium) wieder ausscheiden. Auch hier sind also Maß und Ziel angesagt. Im Unterschied zu alkoholischen Getränken versuchen viele Menschen, beim Wasser ganz bewusst mehr zu trinken, als ihnen ihr Durst nahelegt. So wie es auch beim Alkohol keine definierte Menge gibt, die noch zuträglich oder bereits gefährlich ist, fehlt sie auch beim Wasser. Zu unterschiedlich sind die Individuen und ihre Lebensweisen.

Dabei ist Wasser lebenswichtig – so wie die Freude. Ohne gehen die Menschen ein wie eine Pflanze, die kein Licht bekommt. Ein wichtiger Quell der Freude ist das Spiel, das je nachdem Körper und Geist gleichermaßen fordert. Prompt gibt es auch Spielsüchtige, die damit sich und ihre Familien ruinieren. Dabei ist das Spielerische eine Grundlage unserer Kreativität, ja der Naturwissenschaft. Ein Forscher, der keine spielerischen Neigungen hat, wird scheitern wie ein Chirurg mit zwei linken Händen. Aber hinter vielen Süchten wirken andere psychische Kräfte als nur „Gelegenheit" oder „Verlockung". Hier sind als Therapeuten Persönlichkeiten gefragt, die auch in die Tiefe der menschlichen Seele zu blicken vermögen.

Um den Reigen der Süchte zu beenden, sei als letzte die Herrschsucht angeführt, die sich im Gesundheitsbereich seuchenartig ausbreitet. Der krankhafte Wunsch, anderen Vorschriften zu machen, wird speziell beim Essen und Trinken ausgeübt, um den Körper seiner Mitmenschen absurden Normen zu unterwerfen. Für Erwachsene ist dies meist nur ärgerlich, bei Kindern oft genug eine Katastrophe. Durch die Beraterei landen heute schon Achtjährige mit Magersucht in der Klinik. Dabei wollten die Kinder nur alles richtig machen, und es ging, je mehr sie sich anstrengten, daneben. Wer es mit der Kombination von Diät und Ausdauersport übertreibt, gerät nicht selten in eine Euphorie – eine Euphorie, die immer wieder erlebt werden will. So kann selbst der Hunger zur Sucht werden.

Wer fürchtet, in eine Sucht abzugleiten, oder glaubt, bereits von ihr beherrscht zu werden, benötigt Hilfe und keine Ermahnungen. Jeder Fall ist ein Einzelfall, der individueller Beratung oder auch therapeutischer Begleitung bedarf. Andreas Winter zeigt, warum viele populäre Ratschläge so oft scheitern und vor allem, welche Ansätze sinnvoll sind.

Udo Pollmer
Lebensmittelchemiker und Wissenschaftsjournalist

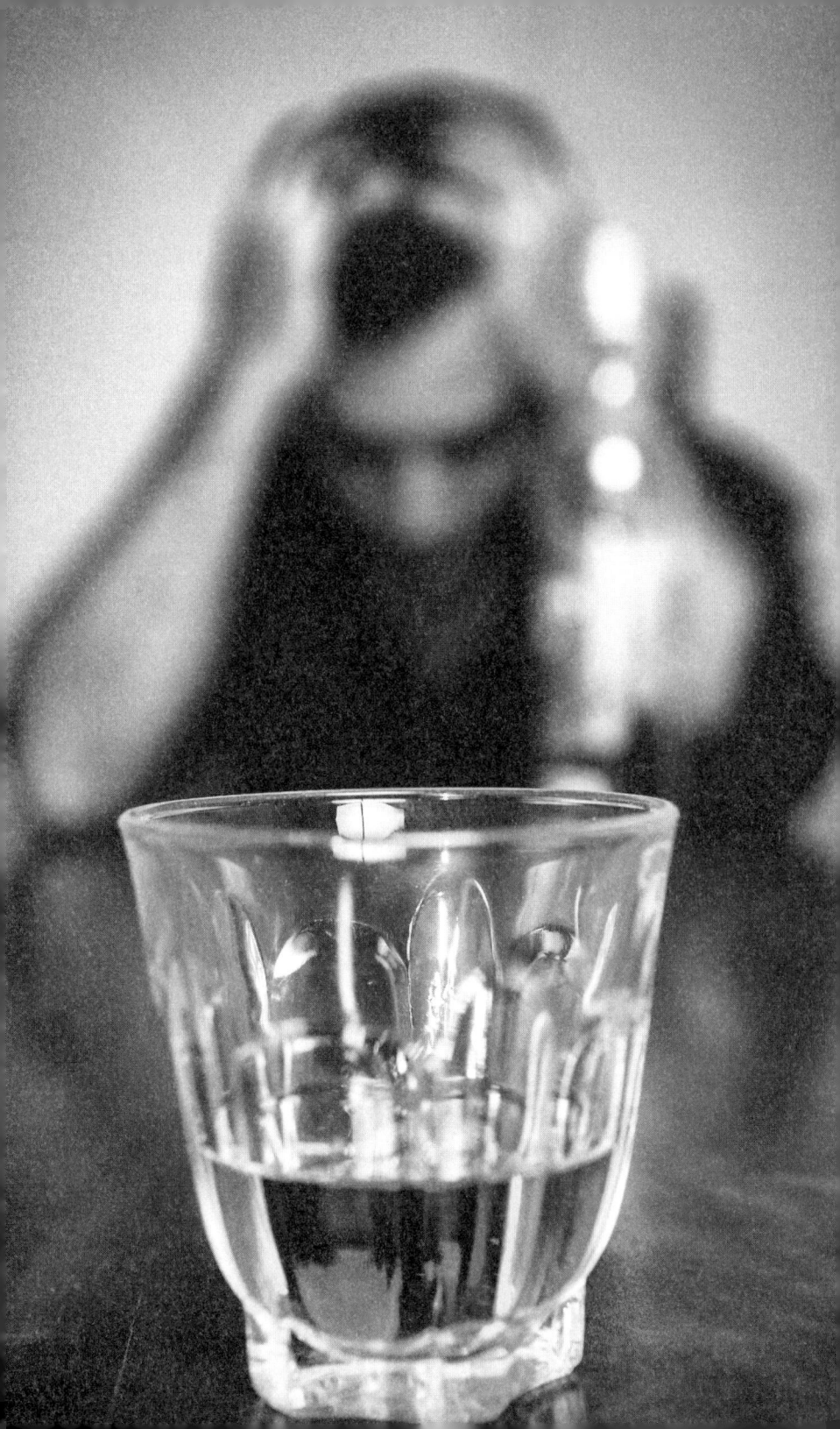

DAS DILEMMA

Das mit dem Alkohol ist so eine Sache: Einerseits sollen wir ja mittrinken und kein langweiliger Spielverderber sein. Andererseits gilt Alkohol bei vielen als gefährliches Gift. Die Meinungen gehen weit auseinander. Wer kennt nicht die Sprüche »Ein Gläschen in Ehren kann niemand verwehren« oder »Nur die Harten kommen in den Garten«. Wer nicht mittrinkt, gilt als Feigling, wer nichts verträgt, als »Weichei«. Die Kölner Mundart-Band Black Föös singt in ihrem Karnevalsschlager: »*Drink doch eine met, stell dich nit esu ahn. Du steihs he de janze Zick eröm*«[1] und betont, dass »einen mittrinken« Geselligkeit bedeutet. Demgegenüber setzt der Schlagersänger Udo Jürgens ganz andere Akzente: »*Der Teufel hat den Schnaps gemacht, um uns zu verderben. Ich hör' schon, wie der Teufel lacht, wenn wir am Schnaps einmal sterben!*«[2]

Alkohol macht nicht nur lustig, sondern leider auch unberechenbar, aggressiv und krank. Er ist oft Ursache für Unfälle, Familiendramen und sogar Verbrechen. Aber wer Alkohol strikt ablehnt, dem begegnet man oft mit Unverständnis, und wer zur falschen Tageszeit trinkt, wiederum mit Argwohn. Vormittags eine ganze Flasche Bier geht gar nicht, außer wenn man dabei im Sommer auf einem Campingplatz seinen Rasen mäht. Frühmorgens um halb sechs einen Schnaps ist allgemein ein No-Go, außer man bläst zur Jagd. Um 13 Uhr volltrunken zu sein ist für die meisten verwerflich – außer zum Rosenmontagszug oder am Vatertag. Interessanterweise gilt das für den Muttertag wiederum nicht. Faustregel zum Muttertag: »Bist du mittags hackedicht, stimmt was mit der Mutti nicht.« Wir sehen: Nicht nur der sachgerechte Umgang mit Alkohol will gelernt sein, sondern auch die komplexen gesellschaftlichen

‰ DAS DILEMMA

Regeln zum Konsum. Daraus ergeben sich manchmal Missverständnisse. Wann *darf* man trinken? Wann *sollte* man vielleicht sogar mittrinken? Warum trinken wir überhaupt, und wann wird es Zeit für die Notbremse? Das wollen wir klären. Ich gehe das Thema aus tiefenpsychologischer Sicht an. Mich interessieren die seelischen und soziologischen Ursachen des Trinkens. Es gibt noch andere Herangehensweisen, etwa die biochemische, die medizinische oder die genetische. Da ich aber seit über 35 Jahren mit großem Erfolg mit meinem Ansatz auf methodische, überprüfbare Ergebnisse zurückblicke, bleibe ich in meinem Kompetenzbereich.

Eine Schwierigkeit, den Alkoholismus zu begreifen, ist die fehlende allgemeingültige Definition – das kann für Verunsicherungen sorgen. Es gibt Menschen, die glauben, sie wären Alkoholiker, obwohl sie keine sind, und welche, die sich zwar nicht regelmäßig in den Rausch trinken, aber dennoch ein großes Problem haben – wenngleich auch kein körperliches. Zum anderen scheint selten jemand darauf einzugehen, dass der Grund des Trinkens einen ganz entscheidenden Unterschied auf die Verstoffwechselung von Alkohol macht:

Der Lebensmittelchemiker und Wissenschaftsjournalist Udo Pollmer erzählte mir vor vielen Jahren in einem Interview, es wäre für den Körper nicht das Gleiche, ob man nachmittags im Büro auf den Geburtstag des Chefs ein Glas Sekt trinke oder eines am Abend zu Hause aufgrund von Liebeskummer. In seinem viel beachteten Buch »Opium fürs Volk«[3] schreibt er, dass die Bekömmlichkeit von Alkohol stark von der Stimmung, also dem biochemischen Zustand im Gehirn abhängt. Glückshormone oder Stresshormone haben einen großen Einfluss auf die Stoffwechselfunktionen. »Aus diesem Grunde vertragen Menschen, wenn es ihnen schlecht geht, keinen Alkohol oder werden davon schnell betrunken. Auf Beerdigungen wird eben weit weniger gepichelt als auf Hochzeiten.« Fazit: Trinken Sie, *wenn* und *solange* es Ihnen gut geht, ist alles in Ordnung. Trinken Sie, *damit* es Ihnen gut geht, könnte es riskant werden.

Daher möchte ich Ihnen mit diesem Buch helfen zu erkennen, was es bei Ihnen mit dem Alkoholkonsum auf sich hat, und dadurch Ihr Trinkverhalten so zu steuern, dass Sie sich und anderen nicht schaden. Das Schwierigste dabei ist zu verstehen, dass alles ganz anders ist, als Sie vielleicht bislang dachten.

HÖRBUCH MIT AUDIO-COACHING ALS »STARTHILFE«

»Die Sache mit dem Alkohol« ist auch als Hörbuch (als MP3-CD oder als Download) erhältlich. Neben dem Inhalt dieses Buchs finden Sie darin ein Audio-Coaching, mit dessen Hilfe Sie das Gelesene auf emotionaler Ebene nachvollziehen und so leichter im Alltag umsetzen können. Meine Empfehlung ist, das Audio-Coaching erst nach der Lektüre des Buches und dann ganz bewusst anzuhören. Stellen Sie sich idealerweise dabei vor, ich würde tatsächlich mit Ihnen reden und Ihnen Fragen stellen, auf die Sie mir hörbar antworten. So erzeugen Sie den größtmöglichen Effekt an Bewusstmachung – ähnlich einem Coaching-Gespräch.

Die Sache mit dem Alkohol. Hörbuch mit Audio-Coaching | 1 MP3-CD im Jewelcase
Auch als Download erhältlich! | Gesamtlaufzeit ca. 350 Min. | ISBN 978-3-86374-679-7

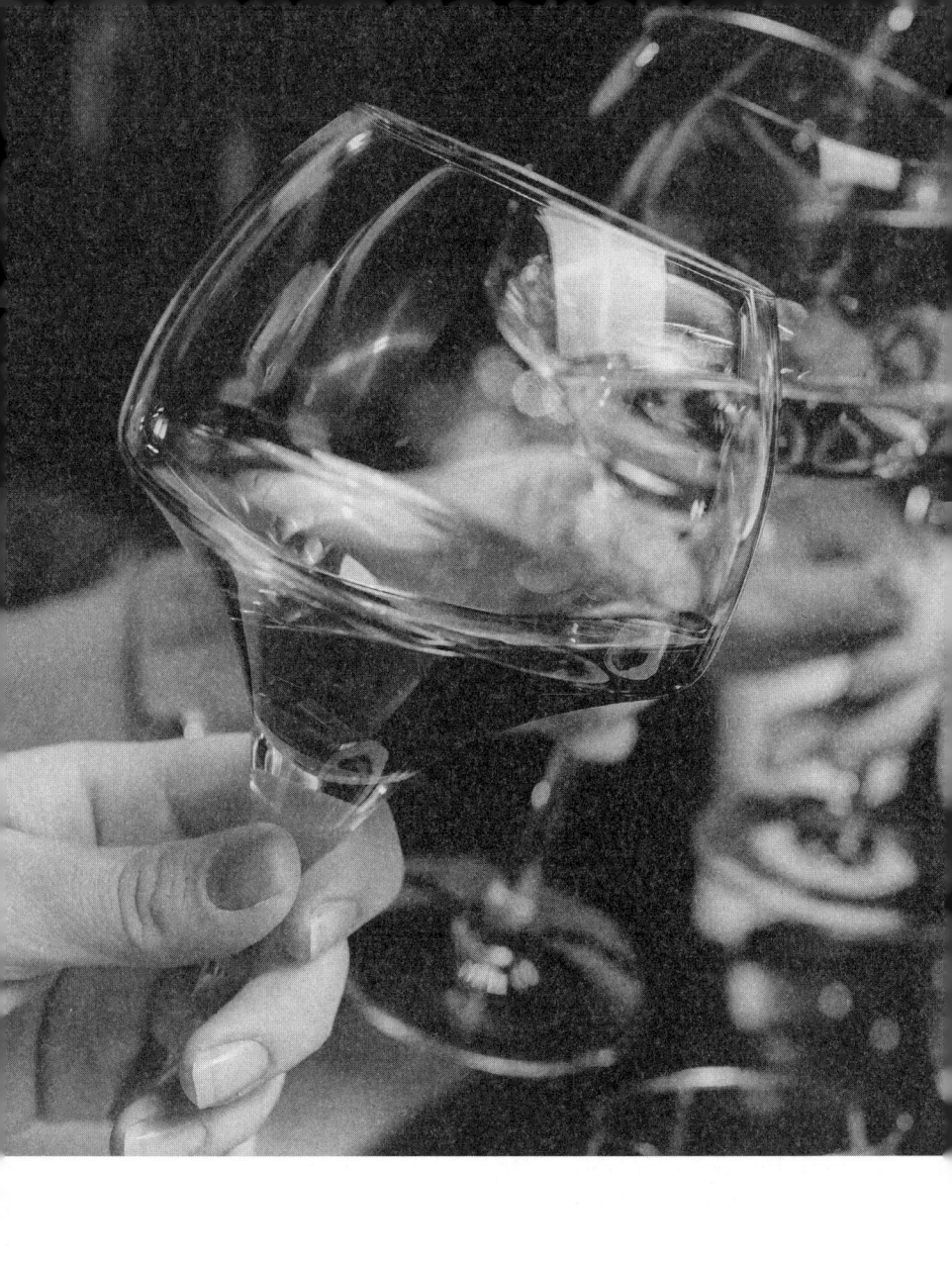

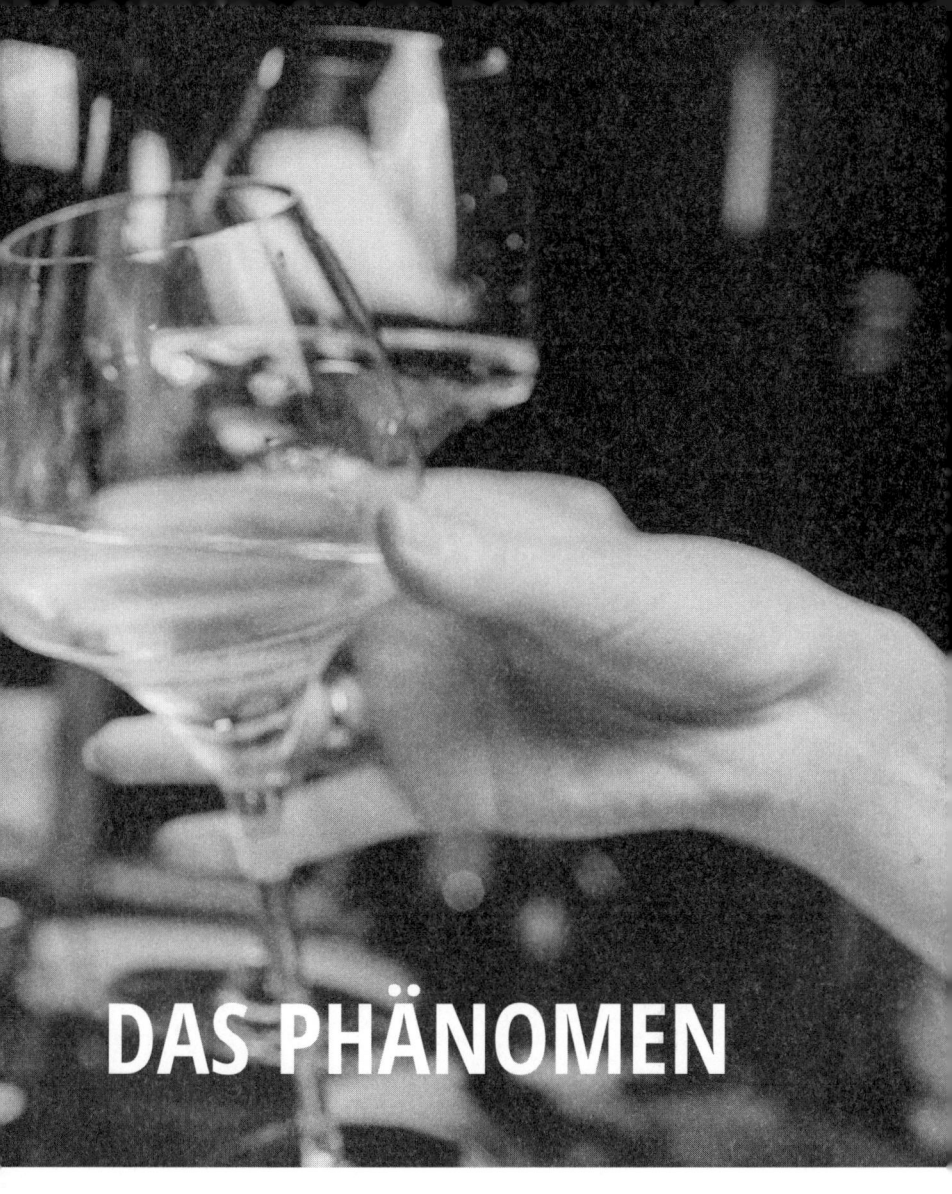

DAS PHÄNOMEN

Alkoholiker und deren Therapeuten haben es nicht leicht. Gesellschaftlich gesehen ist der Mensch, der mit astronomischem Promillegehalt auf die Intensivstation eingeliefert wird, nämlich nicht nur Opfer, sondern zugleich auch Täter. Schnell kommt der Vorwurf: »Was säuft der auch so viel? Selbst schuld, wenn man beim Trinken kein Ende findet!« Da wir aber in der Regel Täter irgendwie verachten, verachten wir in diesem Fall das hilfsbedürftige Opfer ebenso – und so wird dieses zumeist voller Abscheu und recht unbefriedigend therapiert. An Alkoholikern macht sich niemand gern die Finger schmutzig, sie werden oft mit Medikamenten abgefertigt und anschließend in Selbsthilfegruppen abgeschoben, wo sie dann verzweifelt darum kämpfen, die nächsten 24 Stunden lang »trocken« zu bleiben.

Aber nur, weil jemand keinen Alkohol trinkt, ist er deswegen noch lange nicht frei davon, und nur, weil jemand wieder mal Alkohol trinkt, ist er nicht erneut Alkoholiker.

KONSUM ODER MISSBRAUCH

Konsum oder Missbrauch, das ist die Frage. Spricht man von Drogenmissbrauch, denkt man oft an illegale Substanzen wie Heroin oder Chrystal Meth. Und ja, weltweit konsumieren rund 309 Millionen Menschen Drogen wie Cannabis, Opioide und Amphetamine. Allein im Jahr 2017 waren 585.000 Drogentote zu beklagen. Doch diese Zahlen verblassen angesichts der circa drei Millionen Menschen, die weltweit an den Folgen ihres zu hohen Alkoholkonsums sterben. Es heißt, alle zwölf Sekunden tötet Alkohol einen Menschen auf der Erde – also nicht immer den gleichen, versteht sich. Aber das sind eben rund sechsmal mehr als durch die Malariamücke – immerhin Platz eins der tödlichsten Tiere der Welt – und nur dreimal weniger als durch Krebs. Wir haben zwar genug Nachwuchs – in jeder Sekunde werden vier Menschen geboren und zwei sterben, aber das sollte uns nicht daran hindern zu versuchen, etwas zu ändern. Allerdings muss man auch hier wieder anmerken, dass Abstinenzler statistisch gesehen früher sterben, also nicht länger leben als Menschen, die Alkohol trinken!

In Deutschland trinkt rein statistisch gesehen jeder Einwohner pro Jahr rund elf Liter reinen Alkohol. Dies entspricht etwa 200 Litern Bier oder 90 Litern Wein oder 25 Litern Schnaps pro Kopf und Jahr – vom Neugeborenen bis zum Greis, was natürlich eine völlig absurde Erhebung ist, denn Neugeborene trinken keinen Alkohol. Man kann also davon ausgehen, dass es wesentlich mehr als elf Liter pro Kopf sind, bei denjenigen, die tatsächlich dafür infrage kommen. Über zehn Millionen Menschen in Deutschland haben nach offiziellen Schätzungen ernsthafte Alkoholprobleme, darunter rund drei Millionen Alkoholkranke, sieben Millionen beratungs- oder behandlungsbedürftige Trinker und jedes Jahr etwa 20.000 Alkoholtote. Die größte Gruppe bilden aber wahrscheinlich diejenigen, die glauben, sie hätten Probleme mit Alkohol, obwohl sie wahrscheinlich gar nicht in Gefahr sind.

Nebenbei bemerkt: Bis heute gibt es keinen einzigen bestätigten Todesfall durch Cannabis-Konsum. Und wie sang Nina Hagen bereits Anfang der Achtzigerjahre so treffend: »Pass auf, dass du nicht geschnappt wirst. Sie sind nämlich hinter dir her, du alter Kiffer. Dabei geht ihre Gesellschaft am Alkoholismus zugrunde. Aber dich jagen sie – DICH!«[4] Nina Hagen ist zwar weder Medizinerin noch Sozialforscherin, aber vielleicht ist ihre Aussage nicht ganz abwegig. Cannabis ist in vielen Staaten der Welt als Genussmittel erlaubt und wird sogar zu medizinischen Zwecken eingesetzt. In Deutschland jedoch ist bis auf geringe Mengen jeglicher Besitz illegal und strafbar. Hingegen flimmern auf den heimischen Fernsehern fröhliche Werbespots für Alkohol, obwohl eine Studie der DAK bewiesen haben will, dass durch Alkoholwerbung Kinder zum Rauschtrinken verführt werden. »Unsere Studie zeigt, dass Alkoholwerbung von Jugendlichen nicht nur wahrgenommen wird«, erklärte der Suchtexperte der DAK-Gesundheit, Ralf Kremer. »Die Werbung kann vielmehr als unabhängiger Risikofaktor für die Initiierung des häufigen Rauschtrinkens im Jugendalter angesehen werden.«[5] Die Werbung tut also ihre unheilvolle Wirkung, vor allem bei Alkopops, wie wir später noch näher betrachten werden.

Das durchschnittliche Einstiegsalter für Hochprozentiges liegt mittlerweile bei dreizehn Jahren, 13,6 Prozent der Jugendlichen trinken sich regelmäßig in den Vollrausch.

Diese weit mehr als eine halbe Million junger Menschen hört im Regelfall nicht auf, wenn sie erwachsen sind. Die Zahl verdreifacht sich sogar auf 39,9 Prozent bei den 18- bis 25-Jährigen.[6]

Eine klassische Alkoholikertherapie dauert etwa sechs bis zwölf Monate und endete bislang fast immer in verordneter Alkoholabstinenz. Meist werden die tatsächlichen psychosozialen Ursachen des Alkoholmissbrauchs weder erkannt noch gebannt. Familiendramen mit verängstigten Kindern, hilflosen Partnern und Versagensängsten der überforderten »trockenen« Alkoholiker werden durch bloßes »Trockenlegen« nicht beseitigt. Meist wird hierbei sogar noch ein weiteres Problem erzeugt: Angst vor dem Alkohol und dem damit verbundenen Rückfall – ein hohes Frustrationspotenzial für den Betroffenen und seinen Arzt. Der Füssener Mediziner Dr. Markus Eikmeier hat 2006 in einer Studie gezeigt, dass über 23 Prozent einer untersuchten Gruppe von 412 Alkoholpatienten mindestens einen Suizidversuch unternommen haben. Männer lagen dabei mit 22,9 Prozent leicht unter und Frauen mit 23,5 Prozent leicht über diesem Durchschnitt. Trotz Therapie Selbstmordgedanken? Das ist besorgniserregend und ein Weckruf zur Verbesserung der konventionellen Alkoholikertherapie.

Problematisch ist, dass die WHO bereits im Jahre 1953 Alkoholismus als eine Krankheit einstufte, obwohl die multifaktoriellen Ursachen der Betroffenen, wie bestimmte Persönlichkeitseigenschaften, geringes Selbstwertgefühl, Sozialisationseinflüsse und genetische Dispositionen längst bekannt waren. Das Bundessozialgericht zog im Juni 1968 mit der als »Anerkennung« gefeierten Festlegung nach.

‰ DAS PHÄNOMEN

Die fatalen Konsequenzen dieser Klassifizierung sind:
→ Der Betroffene wird seiner Verantwortung und damit seiner Einflussnahme beraubt.
→ Zur Behandlung werden medizinische Maßnahmen (Medikamente) eingesetzt.
→ Die verhaltenspsychologischen Ursachen werden ignoriert.
→ Jede Therapie mündet letztlich in verordneter Abstinenz und nicht in vom Zwang befreiten Konsum.

Man kann also einfach so, ohne Ursache alkoholkrank werden und wird auch einfach so oder mithilfe von Medikamenten wieder gesund, vorausgesetzt, man trinkt niemals wieder Alkohol? Das halte ich für derart absurd, dass es schon an Körperverletzung grenzt, einem Menschen so etwas zu suggerieren.

Wenn ein Mensch sich in Anbetracht hoher Arbeitsbelastung, fehlender Berufsmotivation, schlechten Betriebsklimas und enormer Überforderung betrinkt, nicht nur am Wochenende, nicht nur sonntagabends oder nach Feierabend, sondern bereits während der Arbeitszeit – glauben Sie, dass Abstinenz und ein paar Medikamente gegen Stimmungstiefs wirklich eine Therapie darstellen, die diesem Menschen dauerhaft hilft? Und darüber hinaus: Wäre es diese Form der Behandlung wert, die Krankenkassen, in die wir alle einzahlen, mit rund 10.000 Euro plus zusätzlich monatelanger Nachsorge zu belasten? Den Rat »Hör doch mal auf zu trinken!« kann ich Ihnen auch umsonst geben. Aber nützt das etwas?

Glauben Sie, dass ein Mensch, der aus tiefstem Herzen glücklich, organisch kerngesund, partnerschaftlich erfüllt und beruflich erfolgreich ist, abhängiger Alkoholiker werden kann –

und das, nur weil er über ein paar Jahre der körperlichen Aufnahme von Alkohol ausgesetzt war? Ich habe noch keinen glücklichen Alkoholiker kennengelernt – aber durchaus glückliche Alkoholkonsumenten. Allerdings, so glaube ich, durchweg richtig glücklich, zufrieden und erfolgreich sind eher die wenigsten in den Industriegesellschaften. Selbst wenn man sich seiner Belastungen nicht unbedingt immer bewusst ist.

Die Journalistin Natalie Stüben war nach eigenen Angaben selbst Alkoholikerin, hat sich zur Abstinenz entschieden und gab an, keine Ursache fürs Trinken gehabt zu haben. Ihre Erfahrungen beschreibt sie in ihrem Buch »Ohne Alkohol: Die beste Entscheidung meines Lebens«[7]. Die darin beschriebene Ausschau nach Anerkennung und sozialer Geltung und die Frage »Wann beginnt mein eigentliches Leben?« geben allerdings Grund zur Spekulation, dass dennoch sowohl partnerschaftlich als auch im Job einiges an Potenzial zum Unglücklichsein vorhanden gewesen sein dürfte. Als sie nach einer durchzechten Nacht wieder einmal mit einem fremden Mann im Bett aufwachte, wurde ihr schlagartig bewusst, dass Alkohol das Leben auch nicht besser mache. Ihr gelang es, abstinent zu sein, weil sie sich immer wieder die Vorteile eines nüchternen Lebens und die Konsequenzen ihrer Abstürze bewusst machte. Stüben sagt allerdings auch, dass sie nie zu den sogenannten Suchtkranken gehörte, die morgens nach dem Aufstehen physiologische Ausfallserscheinungen bekommen. Sie hat also genau genommen einfach nur eine Zeit lang viel getrunken und dann irgendwann wieder damit aufgehört. Natürlich darf man darüber ein Buch schreiben, aber ob das eine sinnvolle Unterstützung für Alkoholiker ist, sei dahingestellt.

Man muss keinen Alkohol trinken – man sollte aber auch keine Angst davor haben, um wirklich frei zu sein.

‰ DAS PHÄNOMEN

Nur weil die Ursachen auf den ersten Blick unsichtbar sind, so sind sie dennoch vorhanden, oder glauben Sie, dass ein Sommelier, der von Berufs wegen Wein abschmeckt, oder ein Brauereiaußendienstler, der zu Geschäftsabschlüssen seine Biermarke dem Kunden gegenüber vertritt und ein Glas mittrinkt, zwangsläufig eines Tages Schmerzen und Krämpfe bekommt, wenn er sich nicht bis spätestens zur Mittagszeit zwei Promille angetrunken hat?

Ich glaube es nicht nur nicht, sondern ich weiß es: Alkoholismus ist keine Krankheit, sondern Kompensation einer speziellen Form von Stress! Genau genommen steckt eine ganz bestimmte tief und versteckt sitzende Angst dahinter. Selbstverständlich finden im Körper durch Alkoholkonsum biochemische Prozesse statt, doch wenn man behauptet, Alkoholismus sei eine Krankheit, verkennt man die Tatsache, dass es Menschen gibt, die jahrzehntelang damit kämpften und nach einem einzigen Gespräch über die Ursachen und Hintergründe des Trinkens damit aufhörten, ohne völlig abstinent sein zu müssen. Weder ein Knochenbruch noch eine Vergiftung und auch keine Grippe heilt, nachdem man mit dem Patienten gesprochen hat. Bei einer Krankheit ist man nicht durch ein Gespräch davon wieder befreit – bei einer Angst schon. Natürlich geht es nicht um bloßen Small Talk. Es geht im Gespräch um die tiefenpsychologische Analyse und emotionale Umdeutung der Ursachen eines Symptoms.

Fallbeispiel: Jochen (54), Unternehmer
Im letzten Herbst erreichte mich sein Hilferuf per E-Mail. Der erfolgreiche Unternehmer war in großen Schwierigkeiten wegen seines Alkoholkonsums. Schon lange betrug sein tägliches Pensum mehr als zwei Liter Bier oder auch Wein. Nur mit Mühe konnte er sich allabendlich zurückhalten,

nicht noch mehr zu trinken. Morgens aufzustehen gelang ihm nur noch mit eiserner Disziplin. Die tägliche Arbeit als Entwicklungschef seiner eigenen Firma konnte er zwar bewältigen, aber für seine cholerischen Ausraster bedurfte es immer geringerer Anlässe. Zu Hause beruhigte sich Jochen dann mit Alkohol. Seine Frau, die keinen Alkohol mochte, machte sich nicht nur Sorgen, sondern ihm auch Vorwürfe wegen seiner Trinkerei.

Wir vereinbarten einen Termin.

Bei unserem Gespräch fragte ich ihn dann, was der Anlass für seine Ausraster seien. Als hätte ich in ein Wespennest gestochen, antwortete der Unternehmer: »Die Dummheit der Mitarbeiter!« Und er berichtete mir von der Verantwortung, die er zu tragen habe und dass er immer wieder mit Engelsgeduld den jungen Ingenieuren von vorn bis hinten Dinge erkläre, die sie seiner Meinung nach seit dem ersten Semester beherrschen sollten. »Doch wenn ich zum zehnten Mal die gleichen Sachen erkläre und die kapieren das immer noch nicht, und die Kunden beschweren sich schon, dann ist's vorbei!«, machte er seinem Unmut Luft.

Aha, ausgebremst und aufgehalten werden, das waren die Trigger. Ich fragte Jochen, wie er sich fühle, wenn er mal mit seinem Auto im Stau stehe. Er solle das Gefühl auf einer Skala von zehn bis null bewerten. Da hätte ich auch einen Stier fragen können, was er von roten Tüchern hält. »Da werd' ich wahnsinnig! Zehn!«, kam die für mich nicht unerwartete Antwort. Nachdem ich alle notwendigen biografischen Daten erfragt hatte, machte ich mit Jochen eine Hypnosesitzung, in der ich ihn seine Geburt nacherleben ließ.

Der Kleine vom Sternzeichen Widder kam aufgrund von Geburtskomplikationen drei Tage lang nicht aus dem Mutterleib heraus. Hier sei erwähnt, dass ein Baby alles, was es erlebt, sehr genau mitbekommt und auch neuronal

‰ DAS PHÄNOMEN

verschaltet, sich also für den Rest des Lebens merkt, diese Gefühle aber natürlich nicht rational verarbeiten kann. Der Entwickler der Primärtherapie, Dr. Arthur Janov, beschreibt in seinem Bestseller »Vorgeburtliches Bewusstsein«[8], wie der Mensch im Mutterleib bestimmte Phasen durchlebt, in denen die Entwicklung der Organe und vor allem des Gehirns durch Hormone und Neurotransmitter gesteuert wird. Traumatisierungen in diesen Phasen wirken sich auf das gesamte weitere Leben des Menschen wie eine Weichenstellung aus.

Kinder haben zudem kein Zeitempfinden; alles was sie erleben, halten sie für ewiglich. Kein Wunder, dass Jochen aufgrund der empfundenen Lebensgefahr künftig noch empfindlicher auf Blockierer, Bremser und Bedenkenträger reagiert, als es die für ihre Impulsivität bekannten Widder ohnehin schon tun.

Ich zeigte ihm den Weg, mit der Reife und den Möglichkeiten eines Erwachsenen das erlittene Gefühl von Lebensgefahr neu zu bewerten. Reframing nennt man diese Technik – die Dinge in einen anderen Rahmen setzen, also quasi alles mal von einer anderen Seite betrachten. Die Lösung ist ja, dass wir mit zunehmendem Alter Dinge ändern oder einfach aushalten können. Ich ließ ihn in Hypnose spüren, dass er nicht mehr in Lebensgefahr ist, wenn er aufgehalten, ausgebremst, blockiert oder sonst wie festgehalten wird. Somit kam wieder Ruhe in das Nervenkostüm des Unternehmers. Ich fragte ihn, wie sich das jetzt anfühle, »wenn mal wieder ein seiner Meinung nach stinkfauler und strunzdummer Mitarbeiter zum x-ten Mal nichts kapiert hat«. Bei einem Triggertest sollte man eine Extremsituation möglichst plakativ beschreiben, um sicherzugehen, dass der Klient nicht aufgrund des sicheren Rahmens der Sitzung in der Komfortzone bleibt. Er muss in die emotio-

KONSUM ODER MISSBRAUCH ‰

nal belastende Situation sehr lebhaft eintauchen können. Und was sagte der gelassene Jochen nun zur Einschätzung auf der Skala? »Na ja, so zwei bis drei«. Das war genau der Wert, der dem normalen Gefühl in einer solchen Situation gerecht wird. Es ist nicht angenehm, Sisyphusarbeit zu machen, aber ausrasten ist auch nicht die Lösung. Insofern ist ein subjektiver Wert unter drei bei einem Triggertest ein Zeichen dafür, dass der Trigger nicht mehr zu überschießenden Reaktionen führt und damit unschädlich gemacht wurde. Ein Zeichen für den Erfolg des Coachings!

Nach bereits einer Woche bekam ich eine hell erfreute, positive Rückmeldung von ihm: Er sei auf alkoholfreies Bier umgestiegen, um gemütlich mit seiner Frau mal ein Gläschen zu trinken. Nach drei weiteren Wochen war er noch immer stabil, und sogar ein Glas Wein zum Essen ab und an konnte die alten Dämonen nicht wecken. Mit dem Bewusstsein eines Erwachsenen ist der ursprüngliche Grund zu trinken, nämlich emotionaler Stress durch das Gefühl, aufgehalten zu werden, unschädlich gemacht worden. Eigentlich, so sagte Jochen mir wieder ein paar Wochen später, trinke er nur noch manchmal, damit er besser schlafen könne. Das kenne ich von sehr vielen Klienten. Hierfür habe ich den passenden »Psycho-Tipp« (siehe Seite 26).

Aber es gibt natürlich noch eine Menge weiterer Gründe, den Geist aus der Flasche zu beschwören. Einige sind etwas versteckter und andere recht banal. Manchmal möchte ein Mensch auch nur einfach mal wieder etwas trinken, vielleicht gerade, weil es vom Arzt verboten wurde. Dass ein Schluck Freiheit nicht sofort wieder ein Rückfall, eine Abhängigkeit und »Alles wieder von vorn« bedeutet, zeigt der nächste Fall,

DER PSYCHO-TIPP: NICHT ÄRGERN – SCHLAFEN!

Wir haben laut Schlafforscher abwechselnde Tiefschlaf- und Traumphasen, die sogenannten REM-Phasen. In den Traumphasen ruht unser Gehirn keineswegs, sondern verzeichnet im EEG sehr starke Aktivität, derweil sich die Augäpfel schnell bewegen. Interessanterweise entsteht aber das subjektive Erholungsgefühl in genau diesen Phasen, obwohl das Gehirn arbeitet und viel Sauerstoff verbraucht. In den Tiefschlafphasen erholen sich eher die biologischen Funktionen des Körpers.

Nun denken Sie einmal daran, wie Sie nach einem anstrengenden Morgen sicherlich irgendwann im Leben mal einen kleinen Mittagsschlaf gemacht haben, um sich zu erholen. Wie lange dauert so ein Mittagsschlaf? Acht Stunden? Sieben? Nein, doch wohl eher maximal eine. Das bedeutet aber doch, egal wie »erschlagen« Sie sich gefühlt haben, nach nur einer Stunde können Sie wieder fit sein. Falls Sie also Einschlaf- oder Durchschlafstörungen haben und in der Nacht aufwachen, schauen Sie auf die Uhr, schätzen Sie die Zeit, die Sie noch bis zum Aufstehen haben und stellen sich nun vor, genau diese verbleibende Zeit wäre jetzt Ihr Mittagschlaf. Das Ergebnis ist (vielleicht mit etwas Übung), dass Sie tatsächlich viel erholter sind, wenn Sie sich dankbar für ein oder zwei Stunden Schlaf zeigen, als wenn Sie sich darüber ärgern, dass bald schon der Wecker klingelt. Und das ist doch allemal besser, als sich mit Alkohol in den Schlaf zu trinken, oder?

bei dem ich erstmals erlebt habe, dass auch ohne besondere Therapie eine Alkoholikerin nicht zwangsläufig rückfällig wurde, nur weil sie sich mal wieder betrunken hatte. Das war vor vielen Jahren während meiner Studienzeit.

Fallbeispiel: Renate (76), Hausfrau

Ich jobbte für eine ambulante Krankenpflege-Firma. Eine unserer Patientinnen, die Mittsiebzigerin Renate, war an Demenz erkrankt und brauchte dreimal täglich Hilfe im Haushalt und bei der Körperpflege. Sie war in ihren besten Jahren eine recht kultivierte Frau und gesellschaftlich durchaus angesehen gewesen. Durch den Tod ihres Mannes vor einigen Jahren baute sie allerdings geistig und körperlich rapide ab, während sie ihren Alkoholkonsum steigerte. Renate galt schon seit Jahren als medizinisch diagnostizierte Alkoholikerin. Als der Pflegedienst den Auftrag annahm, war sie eigentlich nur noch ein recht armseliges, verwahrlostes Geschöpf, das oft noch nicht einmal rechtzeitig den Weg zur Toilette fand.

Doch ich mochte diese Frau irgendwie. Vielleicht weil sie zwar nicht viel sprach, aber dennoch einen guten Humor hatte. Nachdem man ihr das Mittag- oder Abendessen zubereitet hatte, erkundigte sie sich verschmitzt danach, ob es denn auch ein Glas Sekt gebe. Sie wolle mit uns anstoßen. Renate mochte Sekt offenbar sehr gern, aber der Arzt hatte ihr strikt jeglichen Alkohol verboten und warnte dringlich davor, sich nicht daran zu halten. Nebenbei bemerkt hatte sie außer ihrer Demenz und Beweglichkeitseinschränkung keine Defizite. Die Blutdruck-, Zucker- und Leberwerte waren, soweit ich weiß, dem Alter entsprechend in Ordnung. Zu trinken bekam sie von uns Pflegern meist Tee oder Saft. Für die demente Renate war das völlig unverständlich, und so fragte sie mit der Höflichkeit eines Schulmädchens immer wieder nach ihrem geliebten Sekt. In einem Versteck bewahrte ihr Sohn zwar eine Flasche auf, aber die ärztliche Anweisung an das Pflegeteam lautete: »Auf keinen Fall Alkohol aushändigen!« Eines Tages fand Renate das Versteck in einer alten Truhe im Flur und trank genüsslich eine ganze

Flasche Sekt innerhalb kurzer Zeit allein aus. Das Pflegepersonal berichtete, man hätte Renate am Abend bekleidet im Bett aufgefunden. Sie hätte sehr tief geschlafen. Und das war auch schon alles. Kein Kater am Morgen danach, kein Zittern, keine Übelkeit, keine Medikamentenwechselwirkungen, kein Craving (Suchtverhalten). Nichts. Ich fragte mich damals wie heute, wo denn eigentlich das Problem sei, der Dame, die sich ohnehin im letzten Abschnitt ihres Lebens befand, hin und wieder ein Schlückchen Sekt zu gönnen. Vertragen hat sie die Flasche jedenfalls gut, im Gegensatz zum Arzt, der bei der Nachricht förmlich durchdrehte und über den Sohn schimpfte wie ein Rohrspatz.

Möglicherweise hat der Arzt, den ich hier nicht näher benennen möchte, ein ganz eigenes, persönliches Problem mit einer trinkenden Mutter. Medizinisch indiziert war seine Sorge jedenfalls nicht. Ich werde später im Buch noch darauf zurückkommen, welchen Einfluss trinkende Eltern auf ihre Kinder haben und welche Symbolbedeutung Sekt für Menschen hat.

Jedenfalls wurde die diagnostizierte Alkoholikerin Renate trotz eines saftigen Vollrausches nicht rückfällig. Ein Wunder? Heißt es doch in ausnahmslos jeder konventionellen Alkoholikertherapie, dass ein trockener Alkoholiker sofort dauerhaft rückfällig werden kann, wenn er wieder zur Flasche greift. Wenn schon eine stark demente Seniorin zeigt, dass diese Gefahr offenbar nicht grundsätzlich besteht, dann sollte man in den Kliniken die Therapiekonzepte vielleicht noch einmal kritisch überdenken. Für mich spielt es keine Rolle, ob man von »Spontanheilung«, »Wunderheilung«, »Heilung durch Glauben«, »Placebo-Effekt« oder einer »Ausnahme, die die Regel bestätigt« spricht – wenn es ein derartiges Phänomen gibt, dann ist die Wissenschaft dazu verpflichtet herauszufinden, was der Grund dafür ist. Mit dieser Forderung bin ich bei Weitem nicht allein. Der bekannte amerikanische Endokrinologe Dr. Deepak Chopra formulierte bereits vor zwei Jahrzehnten: »Selbst wenn sich nur einer von zehn Millionen Menschen selbst von Krebs oder Aids heilt, müssen wir uns damit befassen ... Auch wenn es nur ein einziges Mal passiert, muss es einen bestimmten Mechanismus dafür geben. Und wenn ein Mechanismus existiert, wollen wir als Wissenschaftler wissen, wie er funktioniert, denn sobald wir ihn verstanden haben, können wir das Phänomen vielleicht reproduzieren.«[9]

Genau das habe ich in meinem Beruf zur Maxime gemacht. Nur was unter tatsächlichen Lebensbedingungen beobachtbar und wiederholbar ist, eignet sich, um daraus allgemeingültige Schlüsse zu ziehen. So lässt sich beobachten, dass es Menschen gibt, die nach einem aufklärenden und sehr in die Tiefe gehenden Gespräch ihren bislang chronischen und pathologischen Alkoholkonsum auf ein optionales Maß herunterfahren können – also nicht mehr trinken *müssen*, sondern trinken *können*, wenn sie dies *ganz bewusst wollen*, und das, ohne deshalb rückfällig zu werden.

Das heißt also:

Dass ein ehemaliger Alkoholiker durch neuerlichen Alkoholkonsum zwingend rückfällig wird, ist ganz einfach falsch! Dass er durch bloße Abstinenz nicht sein Verhaltensmuster verändert, ist dagegen richtig.

Was dies für die Praxis und die Betroffenen bedeutet, wollen wir nun klären. Denn es geht um nichts weniger als die Gesundheit und das Leben von mehreren Millionen Menschen jährlich, die mit der passenden Therapie von ihrem Leiden erlöst werden könnten.

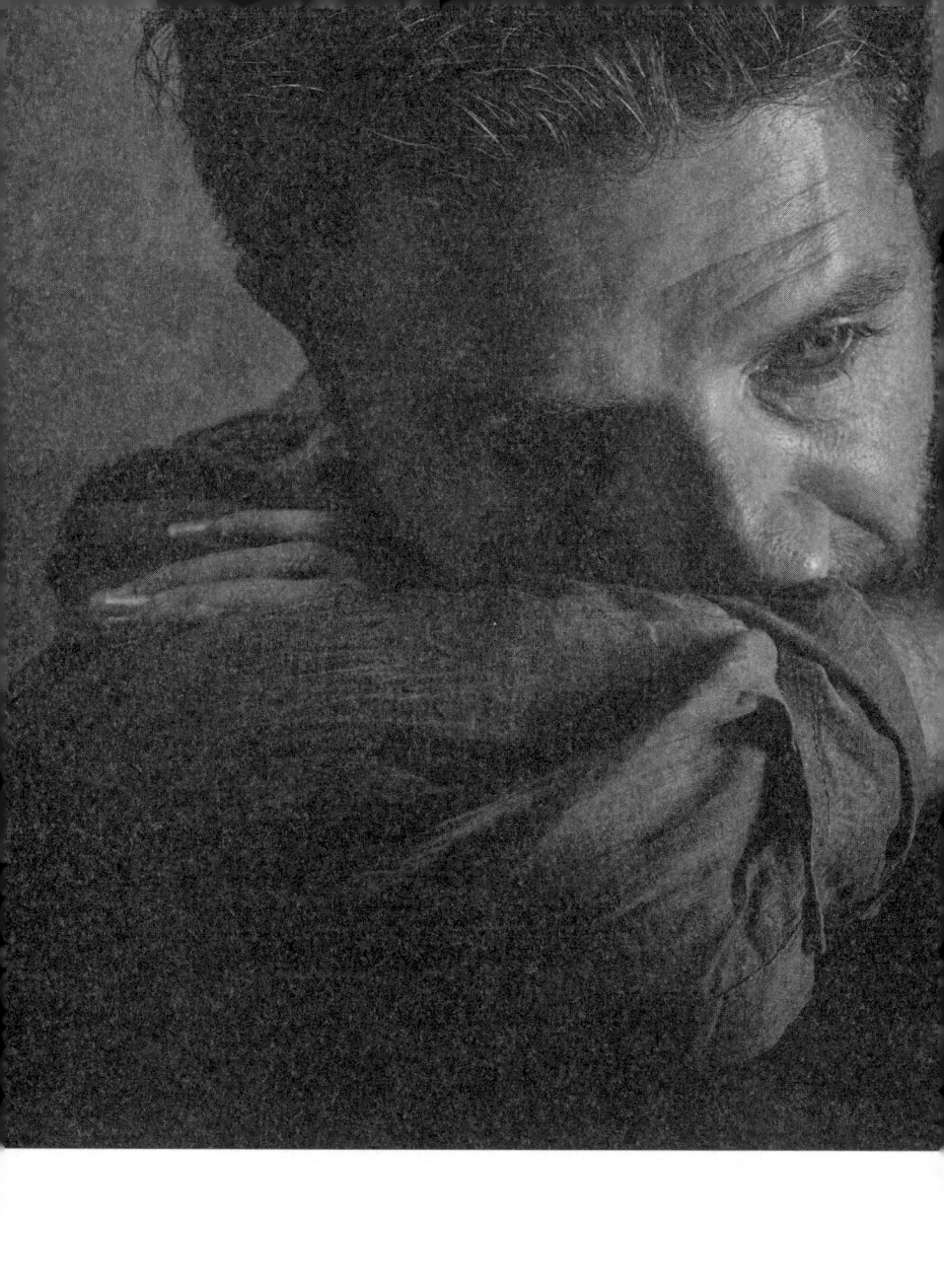

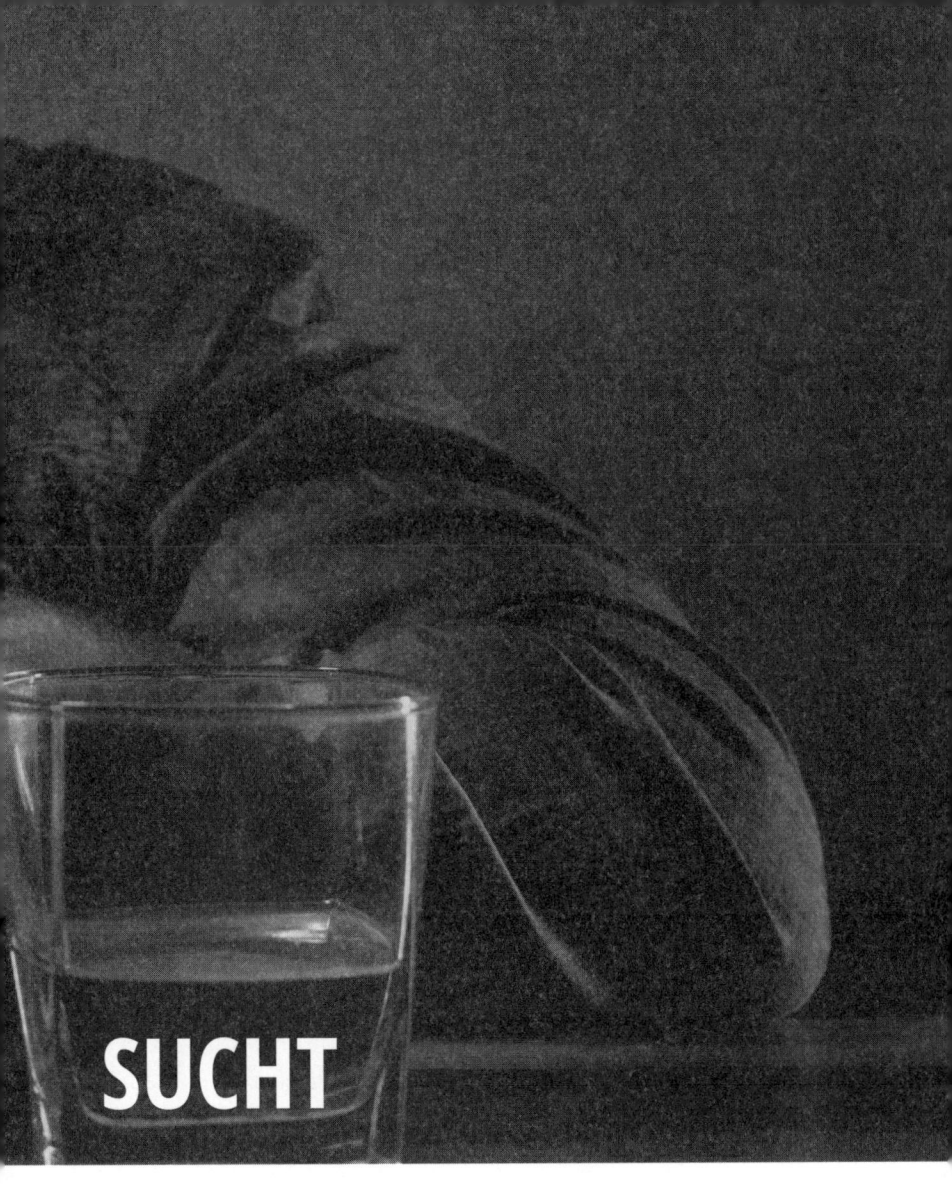

SUCHT

Sie wissen selbst: Warum Menschen zu Trinkern werden, ist keine Folge eines Unfalls, einer Infektion und erst recht nicht die Folge von gelegentlichem Kontakt mit Alkohol. Den Alkohol einfach aus dem Körper wegzulassen verhindert zwar alkoholbedingte Organschädigungen, befreit einen Menschen aber nicht von der Ursache der Sucht.

Aus diesem Grunde müssen wird zunächst einmal genau definieren, was eine Sucht überhaupt ist, um sie sachgerecht behandeln zu können. Wenn Einigkeit darüber herrscht, dass eine Zwangshandlung keinerlei körperliche Ursachen hat, sondern auf der Ebene des Verhaltens zu finden ist, wird klar, dass wir beim Auslöser für das Trinken *nach dem Entzug* tatsächlich nicht von einem medizinischen Problem sprechen, sondern von einem rein psychologischen. Bei einer Zwangshandlung braucht der Entwöhnungsbereite weder Medikamente noch monatelange Trainings noch Willensstärke oder Disziplin. Er braucht lediglich eine *Erkenntnis*, um nicht mehr rauchen oder trinken zu müssen. Diese Erkenntnis kann innerhalb weniger Sekunden durch ein analytisches und aufklärendes Gespräch vermittelt werden. Um also zu verstehen, wie aus dem *Muss* zum Trinken ein *Kann* werden kann, prüfen Sie bitte mit wissenschaftlicher Aufgeschlossenheit, ob die bisherigen Ansätze zur Suchttherapie tatsächlich das Wesen des Leidens exakt treffen.

Jemandem ein Leben lang Medikamente zu verabreichen, damit er sein Leid nicht spürt, ist keine Heilung. Es ist noch nicht einmal eine Therapie. Es ist Symptomunterdrückung. Das kann man gern für eine Weile machen, damit man eine Möglichkeit hat, dass der Patient leidfrei und dadurch besser therapierbar ist, aber dann sollte man auch wirklich die Ursache angehen – und beseitigen. Gerade im Fall von Alkohol nützt es nun wirklich gar nichts, den einen Zwang durch den anderen zu ersetzen.

SIND SIE ALKOHOLIKER?

Wie oft haben Sie sich gefragt, ob Sie vielleicht selbst alkoholgefährdet sind? Ich kenne Menschen, die sagen: »Ich trinke jeden Abend drei Glas Wein. Das ist doch zu viel, oder?« Nun, ab wann gilt ein Mensch als süchtiger Alkoholiker? Vielleicht, wenn morgendliches Zittern nur noch durch Alkohol gelindert werden kann? Wenn jemand regelmäßig am Wochenende trinkt oder täglich ein Glas Bier? Oder ist ein Mensch bereits Alkoholiker, wenn er zum Alkohol Ja sagt, obwohl er eigentlich Nein meint? Es gibt verschiedenen Grade von Alkoholismus, die alle aufgeführten Erscheinungen abdecken. Schauen wir doch einmal, wie sinnvoll das ist.

Ich habe im Rahmen der Recherche zu diesem Buch einmal einen offiziellen Onlinetest der privaten Betty Ford Klinik für Alkoholkranke[10] mitgemacht und ein paar Daten für Alkoholkonsum eingegeben. Abgefragt werden zehn Parameter, wie viel, wie lange, wie oft man trinkt usw. Mit dem Testergebnis will die Klinik selbstverständlich möglichst viele neue Patienten generieren, also Menschen einreden, sie bräuchten einen Aufenthalt in einer Entzugsklinik. Aber schauen wir mal:

Die Auswertung ergab: Bei fünf bis sechs Drinks, also zwei Flaschen Bier und zwei Glas Whisky jeden Tag, ist alles okay. Keine Gefahr. Ich persönlich denke, dass diese Menge einigen schon recht viel vorkommen dürfte, sprechen wir doch von ca. 50 Gramm reinen Alkohols täglich, das ist viermal so viel wie der derzeitige Durchschnitt bei Männern in Deutschland[11]. Doch das ist laut Test okay, wenn man keine weiteren Probleme ankreuzt.

Dann habe ich einmal testhalber die Angabe für die Trinkmenge um das Hundertfünfzigfache reduziert, also anstelle von fünf bis sechs Gläsern jeden Tag nur seltener als einmal im Monat vielleicht ein bis zwei Drinks. Aber zusätzlich kreuzte ich an, ich würde mich dafür schämen und ein Verwandter hätte schon einmal Bedenken wegen meines Konsumes geäußert. Schon kam die computergenerierte Empfehlung, ich sei gefährdet und solle einen Arzt aufsuchen! Das ist natürlich völlig absurd, aber in einer Sache gibt mir dieser Test doch recht und zeigt, worauf ich hinauswill: Es kommt überhaupt nicht auf die Menge an, sondern einzig und allein darauf, wie man mit dem Alkohol umgeht, wie man sich dabei fühlt und welches Verhältnis man zum Trinken hat.

Das wäre alles halb so schlimm, wenn es nicht Menschen gäbe, die vor lauter schlechtem Gewissen und aus Angst, etwas falsch zu machen, erst die eigentlichen Probleme haben. Es ist einerlei, ob Sie als gesunder Mensch täglich Alkohol trinken oder nicht – Hauptsache, Sie trinken ihn niemals mit einem schlechten Gefühl! Doch das wird einem ja irgendwie an jeder Straßenecke eingeredet.

SUCHT – EIN DEFINITIONSVERSUCH

Kommen wir nun zum Erklärungsversuch, was Sucht eigentlich ist und wo sie beginnt: Die verschiedensten gängigen Definitionen (WHO, ICD-10, DSM-IV)[12] von Alkoholsucht geben leider keine zuverlässige Antwort. So heißt es in allen anerkannten Definitionen von Sucht zwar einhellig: Eine Sucht könne sich sowohl körperlich als auch psychisch niederschlagen und führe zu einem Zwang, bestimmte Substanzen zu konsumieren. Aber uneins sind die Experten sich darin, ob und wie sehr der Einfluss der Gesellschaft auf das Sozialverhalten des Süchtigen eine Rolle spielt. Wir stellen zudem fest, dass es speziell für den sogenannten Alkoholismus die unterschiedlichsten Varianten von Beschreibungen gibt. Die in der Medizin vorherrschende Vorstellung ist, dass der körperliche Aspekt der Sucht niemals verschwinden kann: Sobald ein Mensch jemals wieder Alkohol konsumiere, werde er ausnahmslos rückfällig. Die neuesten Ansätze hingegen gehen davon aus, dass der körperliche Entgiftungsprozess nur ein paar wenige Tage dauern muss und mit entsprechenden psychologischen Verfahren der psychische Aspekt des Alkoholmissbrauches aufgelöst werden könne, sodass weder eine Weinbrandbohne noch ein Glas Schnaps einen Rückfall ins bisherige Trinkmuster erzwingen würden.

Dass eine Definition, die jahrzehntelang als »wahr« galt, aufgrund neuer Forschungsergebnisse und Erkenntnisse abgeändert oder gar revidiert werden muss, wäre nichts Neues. So wurden beispielsweise die WHO-Definitionen von »Krankheit«, »Gesundheit« und »Geisteskrankheit« mehrmals umformuliert. Die Definition von »Sucht« erfuhr in den letzten Jahrzehnten ebenfalls einige Modifikationen, sodass sogar Fachleute nicht immer den letzten Stand berücksichtigen. Da sich aufgrund unterschiedlicher Suchtdefinitionen immense Widersprüche, Paradoxien und nicht zu erklärende Ausnahmen ergeben, wird es Zeit, dass wir eine weitere Aktualisierung der bestehenden Definition von »Sucht« vornehmen. Hierdurch könnte künftig die wenig aussichtsreiche medikamentöse Behandlung von Alkoholikern nach dem Erreichen der Abstinenz genauso der Vergangenheit angehören wie einst die Behandlung von Cholerapatienten mit einem Aderlass. Um also in dem ganzen Durcheinander ein für alle Mal Klarheit zu schaffen, schlage ich eine ganz einfache Betrachtungsweise von Sucht vor, die ich erläutern möchte.

Beginnen wir mit der Unterscheidung zwischen dem *körperlichen* und dem *psychischen* Aspekt von Sucht. Der körperliche Aspekt umfasst hier die gesamten biochemischen und physiologischen Prozesse im Menschen. Das sind Vorgänge und Stoffe, deren Vorhandensein oder Fehlen die Lebensfähigkeit bzw. Funktionsfähigkeit des Körpers beeinflusst, also alles, was bei jedem vergleichbaren Organismus gleichermaßen abläuft, ungeachtet von Sozialstatus, Gemütszustand, Bewusstsein und Herkunft. Hierzu gehören Vorgänge wie die Wirkung von Giften (z.B. Kohlenmonoxid und Arsen), von Druck, Hitze und Strahlung oder eben auch die Wirkung von Mineralien und Vitaminen.

Der psychische Aspekt umfasst den Bereich der Gedanken und Gefühle. Stellen Sie sich die Psyche bitte vor wie die Software eines Computers. Nur wenige Programmroutinen werden für den User sichtbar ausgeführt, die meisten Befehle wirken im Hintergrund. So kann der Gedanke an ein peinliches Erlebnis einen Menschen erröten lassen, und nur der Gedanke daran, wie Sie ein Glas sauren Zitronensaft schlürfen, kann bei Ihnen etwas Speichelfluss erzeugen. Hierfür sind Botenstoffe, Neurotransmitter genannt, zuständig. Erforscht sind davon etwa hundert, aber wahrscheinlich gibt es ein Vielfaches mehr davon. Sie erzeugen je nach Mischung völlig unterschiedliche Wirkungen. Der körpereigene Botenstoff Acetylcholin, einer der häufigsten und wichtigsten Neurotransmitter, kann anregend, wenn er mit Endorphinen zusammen auftaucht, aber auch antriebshemmend wirken, wenn Adrenalin mit im Spiel ist. In all den oben genannten Fällen liegt jedoch keine ursächlich körperliche, sondern eine psychische Wirkung vor.

EXKURS: WIE TICKT DIE PSYCHE?

Die maximale Verwirklichung der eigenen Absicht ist ein psychisches Basalbedürfnis, das bedeutet, eine subjektiv empfundene »Machtlosigkeitserfahrung« hindert den Menschen an der Entfaltung, erzeugt Stress und ist somit das Letzte, was er hinnimmt.

Nun gibt es drei verschiedene Möglichkeiten, auf Machtlosigkeit, also auf von außen gesetzte Grenzen zu reagieren:

Defensive (Rückzug)
Offensive (Jähzorn)
Akzeptanz (Verständnis)

❶ Bei einer Rückzugstaktik vermeidet man den Stress *defensiv* mit »Klein-Beigeben«, »Sich mit Drogen benebeln«, mit Krankwerden und im Extremfall mit Selbsttötung. Man vermeidet damit, an die empfundene Grenze zu stoßen. Emotionale Erpressung, also das Zurschaustellen der eigenen Traurigkeit, ist ein oft benutztes Mittel, um seine Mitmenschen dazu zu zwingen, keine weiteren Beschränkungen auszuüben.

❷ *Offensiv* bedeutet: auf den Tisch hauen, zuschlagen, frech werden und im Extremfall die Vernichtung des Gegners. Ein Jähzorniger ist jemand, der versucht, seine empfundenen Grenzen auszuweiten (»Mit dem Kopf durch die Wand gehen«). Ein solches Verhalten finden wir bei allen Menschen, die uns einschüchtern wollen. Im Krieg spricht man beim Angriff auch von einer Offensive, selbst wenn eine Kriegspartei nach einem Angriff zurückschlägt und sich wehrt.

❸ Möglichkeit drei, die *Akzeptanz*, ist damit der Königsweg: Um eine Grenze zu akzeptieren, muss man sie allerdings verstehen und den Sinn darin erkennen. Dafür braucht man Empathie und Diplomatie. Doch es lohnt sich, denn Menschen, denen das gelungen ist, sind im Regelfall keine Alkoholmissbraucher – so wie bald auch Sie, wenn Sie möchten.

Wütende Menschen fühlen sich fremdunterdrückt, machtlos und hilflos. Je cholerischer ein Mensch auf Sie reagiert, desto mehr zeigt er Ihnen damit, dass er sich von Ihnen unterworfen fühlt. Denken Sie daran, wenn Ihr Chef oder Ihr Partner Sie wieder einmal anschreit. Einem solchen Menschen, der Sie anschreit oder verprügeln will, begegnen Sie damit, dass Sie sich einfach nicht darauf einlassen. Bleiben Sie unberührt, cool, wie man sagt. Geben Sie nach, so wie Sie es im Matthäus-Evangelium lesen können: »Ihr habt gehört, dass gesagt worden ist: Auge für Auge und Zahn für Zahn. Ich aber sage euch: Leistet dem, der euch etwas Böses antut, keinen Widerstand, sondern wenn dich einer auf die rechte Wange schlägt, dann halt ihm auch die andere hin« (Matthäus 5,38–39).

Das funktioniert natürlich nur, wenn Sie rechtzeitig handeln und nicht erst, wenn der andere seine Waffen zückt. Wenn Sie ein Friedensangebot bewusst und absichtlich umsetzen, ist es für Sie keine Einschränkung Ihrer Freiheit mehr, sondern gewollt und damit die einzige Möglichkeit, mit von außen gesetzten Grenzen konfliktfrei umzugehen, nämlich diese zu akzeptieren und damit zu integrieren. So wird die Beschränkung nicht länger als Machtlosigkeitserfahrung wahrgenommen, sondern als freie Entscheidung. Bedenken Sie aber, dass Sie die »Wange«, bzw. die »Hand des Friedens« so lange hinhalten müssen, bis der andere überzeugt ist, dass er mit Druck bei Ihnen nicht weiterkommt. Geben Sie vorher auf, war alles vergebens.

Sie werden immun gegen Beschimpfungen, Gemobbe und Geplärre, wenn Sie keine besonderen Schuld- oder Abhängigkeitsgefühle mehr haben.

Alkoholiker neigen dazu, sich zu schämen und reumütig zu entschuldigen, wenn sie nach einer Eskapade wieder klar im Kopf sind. Hier liegt die Defensive (nach anfänglicher Offensive) darin, nicht die Verantwortung und die Konsequenz für seinen Jähzorn zu übernehmen.

Warum diese Verhaltensweisen so entscheidend für unsere Gesundheit sind, habe ich oben schon angedeutet: Neurotransmitter, die Botenstoffe, die aus Gedanken Realität machen (also elektromagnetische Impulse in Form von Chemikalien weitertragen), sind dafür zuständig. Sie werden »durch Gedanken« aktiviert.

So gibt es im Bereich der Psyche also auch Gedanken und Gefühle, die wir »Bedürfnisse« nennen. Das Bedürfnis etwa nach sozialer Dazugehörigkeit, nach Respekt oder auch nach Entscheidungsfreiheit entspringt nicht unserem *körperlichen Überlebenstrieb* – wir würden bei Nichterfüllung keinesfalls daran sterben –, sondern tatsächlich einer seelischen Notwendigkeit, welche der *Verwirklichung* des Menschen dient. Damit sind psychische Bedürfnisse nicht weniger wichtig als körperliches Verlangen, sie sind aber eben nicht durch irgendwelche materiellen, somatischen Mittel zu befriedigen, sondern nur durch Informationen, also die Auswirkungen der Gedanken.

»PSYCHISCHE URSACHE« HEISST NICHT »SCHRAUBE LOCKER«!

Wenn man von »psychischen« Problemen spricht, bedeutet das also nicht gleich, dass jemand »verrückt« ist, sondern dass er lediglich keine biochemischen, pharmakologischen, parasitären oder mechanischen Ursachen für seine Probleme hat. Bei Liebeskummer oder Paranoia vor einem Krieg oder einer Krankheit braucht man schließlich keine Prothese oder Tablette, um das zu heilen, sondern eine andere Sichtweise auf die Dinge. Doch damit kennen wir uns ja meist nicht so gut aus. »Der ist bestimmt verrückt«, sagt man dann mit einem Achselzucken, weil man ihn nicht versteht.

Weswegen wir in unserem Kulturkreis so empfindlich auf das Wort »Psyche« reagieren, liegt wahrscheinlich zum einen daran, dass man sie nicht mit den Augen sehen und den Händen anfassen kann, und zum anderen, weil sie die empfindlichste und rätselhafteste Komponente unserer Existenz ist. Man kann sehen, warum ein Mensch hinfällt, wenn er auf einer Bananenschale ausrutscht, warum jemand seinen gefährlichen Job auf der Giftmülldeponie kündigt, wenn dieser ihn krank macht, aber nicht, warum ein Mensch sich verfolgt fühlt, Angst vor der Zahl 13 oder vor rotem Licht hat – oder sich eben betrinkt, obwohl er wohlhabend und gesund ist. Eine psychische Sucht ist folglich keine Substanzabhängigkeit, sondern eine Reaktion auf ein emotionales Defizit.

Unterscheiden wir zwischen *Körper* und *Psyche/Geist*, lässt sich verstehen, warum uns ein Verlangen wie eine Sucht vorkommt und worin sich eine körperliche Sucht von einem erlernten Verhalten unterscheidet. Die Medizin versucht, die Ursache geistiger Störungen, wie etwa Phobien oder Depressionen, im Gehirn zu lokalisieren und mit Medikamenten zu behandeln. Das Gehirn ist aber ein *Organ* und nicht ein Teil des Geistes, und Medikamente sind *Substanzen* und gehören daher ebenso in den Bereich des *Körperlichen*. Der Geist, die Psyche, die Seele, oder wie auch immer Sie es nennen mögen, ist immateriell, also *nicht körperlich*. So wie ein Computerprogramm, ein Kochrezept oder ein Lied ebenfalls nicht aus Materie bestehen, sondern aus (immaterieller) *Information*.

Man kann Immaterielles nicht mit materiellen Eingriffen verändern. So, wie man ein Programm nicht verändert, in dem man am Computer herumschraubt, so kann man die Psyche nicht durch Substanzen beeinflussen, sondern nur durch die *Wirkung* der Substanzen, also unabhängig vom tatsächlichen Auftauchen der Stoffe. Alkoholismus mit Medikamenten zu behandeln und Abstinenz zu verordnen ist etwa so, wie wenn man nächtliche Albträume von einem Zimmerbrand mit einem Feuerlöscher bekämpfen und den Menschen künftig am Einschlafen hindern wollte.

Doch zurück zur Sucht. Halten wir fest: Geist und Körper verhalten sich zueinander wie die Software eines Computers zur Hardware oder wie ein Kochrezept zum Koch. Beide sind in ihrer Entfaltung aufeinander angewiesen, aber in ihrer *Existenz* voneinander völlig unabhängig. Doch verändern wir die Information, hat dies einen Effekt auf den materiellen, biologischen Körper.

Wenn Sie dieser Unterscheidung folgen können, wird plötzlich klar: Der Körper kann nur von Substanzen abhängig sein, die der Körper zum Leben braucht, während die Psyche überhaupt nicht abhängig werden kann, da sie nicht »lebt«.

Eine körperliche Sucht ist meiner Ansicht nach:

eine erworbene Substanzabhängigkeit zur Erhaltung physiologischer Funktionsvorgänge.

Eine psychische »Sucht« ist:

ein wiederkehrendes Wirkungsverlangen, das unbefriedigend beantwortet wird.

Ein Kriterium, das eine Sucht von einer Abhängigkeit unterscheidet, ist die Dosissteigerung. Unser Körper ist auch von Wasser, Kohlenstoff und Sauerstoff abhängig, aber wir entwickeln keine Toleranzen. Beim psychischen Verlangen gibt es überhaupt keine Dosis, sondern nur eine Information, also einen Reiz mit Bedeutung. Das bedeutet wiederum, die rein psychische Komponente beim Alkoholkonsum ist ein multifaktorieller Wirkmechanismus: Ein Teil ist eine Konditionierung, eine Reiz-Reaktions-Verknüpfung, bei der die erlernte Bedeutung des Getränkes empfunden wird. Unterschiedliche Drinks mit identischem Alkoholgehalt triggern eine unterschiedliche Emotion. Auf einer Baustelle trinkt man keine Weißweinschorle, sondern da muss Bier her. Selbst wenn der Alkoholgehalt der gleiche sein sollte. Der Geschmack und die Bedeutung machen den Unterschied aufgrund ihres Einflusses auf das Empfinden. Vor dem Duell beruhigte sich der Cowboy nicht etwa mit Feigenwodka oder einer Piña Colada, sondern mit Whisky.

Ein anderer Teil ist die unumstrittene psychotrope Substanzwirkung. Alkohol »enthemmt«, ist also das »Gegengift zu Disziplin und Gewissen«.

Mit diesem Ansatz offenbart sich eine völlig neue Dimension der Therapiemöglichkeit bei den sogenannten

»Suchterkrankungen«, denn die meisten »Süchte« sind demnach gar keine!!! So braucht beispielsweise ein »Spielsüchtiger« keine Spielautomaten, um gesund zu bleiben, sondern das, was er beim Spielen daran *verspürt*: meist das Gefühl von *Hoffnung auf sozialen Aufstieg* (durch Geld- oder Geltungsgewinn), das *Gefühl von Selbstbestimmtheit* durch das Vernachlässigen von häuslichen oder familiären Pflichten oder auch das *Gefühl der Unantastbarkeit seines Selbstwertes* durch ein kontrolliertes Misserfolgserlebnis (es ist für einen Menschen ein großer Unterschied, ob er »nur« gegen einen übermächtigen Automaten verliert oder gegen einen potenziell gleichwertigen Menschen).

Stellen Sie sich mal vor, Sie verlieren gegen einen Gegner, der per Zufallsgenerator gewinnt und durch Mikrochips ohnehin übermächtig ist. Dies wäre erträglicher als eine Niederlage gegen einen Gegner, der durch Können gewinnt. Warum? Weil Sie sich eher mit einem Menschen vergleichen, also in Konkurrenz bringen können, und Ihnen dies bei einer Niederlage letztlich das Eingeständnis der Unterlegenheit beschert. Eine Niederlage gegen einen Automaten hingegen ist einfach nur Schicksal und kratzt nicht an Ihrem Selbstwertgefühl. Alle Automatenspieler, die ich in meiner Praxis gecoacht habe, sagten, sie sehnten sich nach »Ruhe«.

So wird auch klar, dass es weder Sexsucht noch Internetsucht noch Schokoladensucht oder Nikotinsucht geben kann. All diese Dinge braucht der Körper nicht zum Leben, sondern die Psyche braucht deren Bedeutung zur eigenen Entfaltung. Natürlich erzeugen die Inhaltsstoffe von Schokolade und Zigaretten eine psychotrope Reaktion im Gehirn, aber diese ist nicht substanzabhängig, wie der Londoner Neuropsychologe Neil Martin bereits 1997 entdeckte. Allein der Duft von Schokolade erzeugt durch die positive Konditionierung ein Glücksgefühl.

Also gibt es ganz bestimmt auch keine körperliche Sucht in Bezug auf Alkohol – außer vielleicht bei Fruchtfliegen, denn die leben davon. Wir Menschen brauchen zwar auch geringe Mengen an Alkohol, um zu leben, aber die stellt unser Körper selbst im Darm her.

In Falle der Alkoholsucht wird behauptet, es sei die Chemikalie Ethanol, die das Suchtverhalten auslöse. Glaubt denn irgendein seriöser Biologe, Mediziner oder Chemiker wirklich, dass ein Säugetier der Gattung Mensch tatsächlich große Mengen Ethanol braucht, um zu überleben? Wenn ja, warum sind dann die Nichtalkoholiker nicht schon längst ausgestorben?

Auch das Argument der Anpassung oder Gewöhnung zählt nicht. Wenn wir unseren Körper über einen längeren Zeitraum an bestimmte Substanzen adaptiert (gewöhnt) haben und er eine Toleranz entwickelt hat, heißt dies doch noch lange nicht, dass der Körper diese Stoffe nun plötzlich zum Überleben braucht. Denn dann wären viele von uns ja abhängig von Konservierungsstoffen, von Farbstoffen oder vom Geschmacksverstärker Glutamat und würden nach der Umstellung auf reine Biokost zwangsläufig unter lebensbedrohlichen Entzugserscheinungen leiden müssen. Ganz im Ernst: Was der Körper zum Leben braucht, überlässt er sicherlich nicht einem Schnapsbrenner, sondern verlangt von Anfang an danach, wie etwa nach Mineralien, Vitaminen, Elektrolyten, Wasser, Eiweißen, Kohlenhydraten und Sauerstoff.

Wenn die Alkoholsucht tatsächlich, wie in der Medizin bislang vermutet, kausal auf den Alkohol zurückginge, könnte sie logischerweise mit körperlich wirksamen Methoden (Medikamente, Hilfsstoffe, Ersatzprodukte) bekämpft und endgültig aufgelöst werden. Als *aufgelöst* sollte eine Sucht jedoch nur dann gelten, wenn beim Süchtigen nach der Behandlung der gleiche Status wie beim Nichtsüchtigen hergestellt ist, er also gelegentlich das »Suchtmittel« ohne Weiteres konsumieren kann.

Ergo: Nur von Stoffen, die lebensnotwendig sind, kann der Körper *abhängig* sein. Eine Sucht hingegen erkennt man dadurch, dass in die *körpereigene Produktion suppressiv (unterdrückend) eingegriffen wird* und der Suchtstoff somit kontinuierlich und steigernd hinzugeführt werden muss. Dies ist etwa bei Heroin der Fall. Heroin macht körperlich süchtig, weil die chemischen Bestandteile von Heroin (Diacethylmorphin) körpereigenen, lebensnotwendigen Endorphinen ähnlich sind, an die gleichen Rezeptoren andocken und diese somit ersetzen können. Führen Sie sich diese Stoffe nun von außen zu, reguliert der Körper seine eigene Produktion runter – er will sich schließlich nicht selbst vergiften. Das steigert der Konsument ein paar Tage lang, bis er seine physiologisch verträgliche Höchstdosis erreicht hat, und ist dann von einer Außengabe abhängig (süchtig). Das synthetische Morphin wird jedoch langsamer abgebaut als sein natürliches Pendant und kann in überhöhter Dosis zu einer Atemlähmung und damit zum Tod führen. Fällt die Versorgung damit plötzlich aus, entsteht ein lebensbedrohlicher Mangel. Dieser Umstand macht den großen Unterschied zu Alkohol aus: Der Körper produziert selbst keinen Alkohol zur Erhaltung seiner Grundfunktionen. Weshalb viele Alkoholiker das Zittern bekommen, wenn sie plötzlich Abstinenz versuchen und daher der Blutalkoholspiegel rasch absinkt, liegt daran, dass es im Körper zu verschiedenen biochemischen Reaktionen kommt, um das

Zellgift Alkohol abzubauen. So wird der Alkohol beispielsweise durch das Mikrosomale Ethanoloxidierende System (MEOS) über die Leberzellen abgebaut. Aber anders als bei anderen Vorgängen, die parallel zum MEOS stattfinden, etwa dem stets gleichmäßig verlaufenden Abbau durch die Enzyme Alkoholdehydrogenase (ADH) oder Aldehyddehydrogenase (ALDH), lässt sich dieses System durch regelmäßigen Alkoholkonsum aktivieren und »trainieren«. Da das MEOS aber auch viele andere Stoffe abbaut, kommt es bei hoher Alkoholtoleranz zu einer »Überschussreaktion«. Diese ist es, welche das gefürchtete Delirium tremens auslösen kann. Frank Andersohn erläutert diesen Zusammenhang in seinem Beitrag über »Entgiftung« aus dem viel beachteten Fachbuch »Kompendium Sucht«[13]. Hier wird ganz eindeutig beschrieben, warum ein Alkoholiker nicht einfach von jetzt auf gleich abstinent sein darf: »Wie viele psychotrope Substanzen ist auch Alkohol eine ›Dirty Drug‹, also eine Substanz, die ihre Wirkung über viele verschiedene Mechanismen entfaltet. [...] Im Prinzip kommt es bei den meisten Systemen im Laufe der chronischen Alkoholzufuhr zu einer kompensatorischen Gegenregulation der durch Alkohol gehemmten oder überstimulierten Transmittersysteme – es tritt ein neues Gleichgewicht ein. Wird Alkohol nun abrupt abgesetzt, so überwiegen plötzlich die kompensatorischen Mechanismen (z.B. Veränderungen in der Rezeptordichte), und es kommt zur Ausbildung typischer Entzugssymptome.« Genau genommen ist das also gar kein Entzug, sondern eine Überdosierung der Gegengifte. Was das in der therapeutischen Konsequenz bedeutet, dazu kommen wir in »Live aus der Praxis«.

‰ SUCHT

DER UNTERSCHIED ZWISCHEN SUCHT UND ZWANG

Nachdem wir den Unterschied zwischen Geist und Körper herausgearbeitet haben, widmen wir uns endlich dem wahren Hintergrund des übermäßigen Alkoholkonsums. In den letzten Kapiteln ist klar geworden, dass eine solche Zwangshandlung nicht durch bloßen Alkoholkonsum erzeugt wird – erst recht nicht, wenn noch keine unangenehmen Entgiftungserscheinungen verspürt werden. Warum sollte man also übermäßig trinken?

Für die Antwort muss man wissen: Eine Zwangshandlung ist etwas völlig anderes als eine körperliche Sucht, sie unterliegt Gedanken, also *Informationen*. Informationen aber lassen sich innerhalb von Sekunden verändern, und damit kann dann auch das ausgelöste Verhalten verschwinden.

Ein Mensch mit einem Waschzwang zum Beispiel schrubbt sich jahrelang in Furcht vor Schmutz und Bakterien durch übermäßiges Waschen fast die Haut ab. Erkennt er jedoch, warum er eigentlich eine solche Angst vor Schmutz hat, also was der dahinterliegende Grund für die Angst ist, ist der Auslöser für den Zwang zum Waschen augenblicklich ab dem Moment der Erkenntnis nicht länger unterbewusst, sondern bewusst – und damit steuerbar. Alles, was unserem Bewusstsein zugänglich ist, unterliegt nicht länger dem Automatismus, ist also dem unwillkürlichen Geschehen »entrissen«.

Meist steckt hinter einem Waschzwang das Erlebnis übertriebener Reinlichkeitserziehung, erlebte Lebensgefahr durch Krankheit, sexueller Missbrauch oder eine andere traumatische frühkindliche Erfahrung, für die das Vorhandensein von Schmutz und Keimen unterbewusst verantwortlich gemacht wird. Es waren also nicht die Bazillen, sondern die einst erlebte Gefahr im Zusammenhang mit Unreinlichkeit. Psychologisch gesehen liegt hier also eine Konditionierung vor – und keine Krankheit. Ähnliches gilt für den Naschzwang. Da kommt beispielsweise ein stark Übergewichtiger nach getaner Arbeit nach Hause, stürzt sich auf seinen Süßigkeitenschrank, isst im Nu eine ganze Tafel Schokolade und ärgert sich anschließend über sein eigenes Verhalten. Jahrelange Diäten, Ernährungsprogramme, Disziplin und Sport bringen weder eine Änderung des Verhaltens noch einen Einblick in den Hintergrund der Naschattacken. Kommt es nun zu der Erkenntnis, dass Schokolade ganz unterbewusst mit Belohnung, Dankbarkeit und fürsorglicher Liebe verknüpft und damit gleichgesetzt wurde, kann der Betroffene beim entsprechenden Auslöser (etwa Ärger über einen ignoranten Chef, unkollegiale Kollegen, einen desinteressierten Partner und so weiter) bewusst entscheiden, ob er sich mit dem Geschmack von Schokolade daran erinnern möchte, dass er einst in der Kindheit doch belohnt, anerkannt und geliebt wurde, oder ob er lieber die Lösung seines Problems angeht oder vertagt. Der Naschzwang kann durch einen bloßen Gedanken, die Erkenntnis, dass Süßigkeiten als Lob eingesetzt wurden und ansonsten streng reglementiert waren, durchbrochen werden. Gefahr erkannt – Gefahr gebannt. Dass ein Übergewicht (was genau soll das eigentlich sein?) nicht durch Essen, Naschen oder erhöhte Kalorienzufuhr zustande kommt, habe ich in einigen meiner Bücher hinlänglich beschrieben. Auch führt Alkoholkonsum nicht zu Fettleibigkeit, sondern bestenfalls ein paar Hormone, die sich in den Getränken befinden.

Mehr Beispiele finden Sie ausführlicher und daher auch nachvollziehbarer in meinen Büchern »Abnehmen ist leichter als Zunehmen« und »Heilen durch Erkenntnis«.

‰ SUCHT

Mit welchem Verfahren diese unterbewussten Inhalte bewusst gemacht und reflektiert werden können, erläutere ich gleich noch etwas genauer, denn dies funktioniert natürlich genauso beim Zwang, Alkohol zu trinken.

Sehen wir uns allerdings an, wie eine vermeintliche Sucht in der herkömmlichen Psychiatrie behandelt wird, so kann schnell der Eindruck entstehen, dass tatsächlich an unseren Mitmenschen aus ideologischen Gründen »herumgedoktert« wird, anstatt ihnen wirklich zu helfen. So lesen wir etwa in dem autobiografischen Buch von Uwe Dolata »Stationen einer Wiedergeburt. Sucht als Chance«[14], wie dem Autor, damals selbst Alkoholiker, während der monatelangen Aufenthalte in Suchtkliniken von seinen Ärzten quasi als erste Amtshandlung eingeredet wurde, er sei krank, abhängig und dürfe niemals wieder einen Schluck Alkohol trinken. Dolata beschreibt, was ein Suchtarzt ihm erklärte: »Wenn tatsächlich eine Alkoholabhängigkeit bestehe, sei ›kontrolliertes Trinken‹ nicht mehr möglich. Sollte ein kontrolliertes Trinken doch noch funktionieren, dann habe keine Alkoholabhängigkeit bestanden, sondern handele es sich um einen Fall, der unter ›Fehldiagnose‹ einzuordnen wäre.« Das erinnert doch etwas an den sogenannten »Hexentest«, aus dem Mittelalter, oder? Man wirft die Beschuldigte gefesselt ins Wasser. Schwimmt sie oben, ist sie mit dem Teufel im Bunde und muss verbrannt werden, geht sie unter und ersäuft, ist sie unschuldig, und ihre Seele kommt in den Himmel.

Ganz ehrlich: Für mich klingt das so, als wollte der Arzt seinen Patienten davon überzeugen, dass er bei einem Rückfall ja schließlich unheilbar krank sei und die arme Medizin nichts dafürkönne; würde er jedoch nicht rückfällig, sondern könne ab und an ohne Probleme ein Bierchen genießen, sei er gar nicht krank und die Ärzte in diesem Falle ohnehin nicht zuständig gewesen. Die Medizin verschafft sich auf diese Weise ein Alibi für ihre eigene Unfähigkeit.

Verzeihen Sie mir bitte, wenn ich das so drastisch formuliere, aber wir sprechen hier nicht von einem Schnupfen oder einer Putzmittelallergie. Die Diagnose »Alkoholismus« sowie die fragwürdigen und oft ineffizienten Therapiemethoden – und das in einer Kultur, wo Alkohol als eine der ganz wenigen legitimen Gesellschaftsdrogen zählt, wir also aufwachsen mit dem Gefühl, Alkohol gehöre zum Leben irgendwie dazu – bringen so viel vermeidbares Leid in die Familien, dass es Zeit wird, damit einmal wirklich gründlich aufzuräumen!

Verstehen Sie mich richtig: Ich will definitiv niemandem dazu raten, Alkohol zu trinken. Aber ich halte Angstmacherei auch nicht für die geeignete Therapie, um eine ohnehin angstmotivierte Verhaltensstörung wie den Alkoholmissbrauch aufzulösen. Grundsätzlich sollte immer der ursprüngliche Grund zum chronischen Betrinken aufgedeckt *und* beseitigt werden.

Ich kenne eine Menge erfolgreicher Ärzte, die wirklich bereit sind, der Gesundheit ihres Patienten zu dienen. Diese Ärzte haben allesamt eines gemeinsam: wachen Forschergeist und Aufgeschlossenheit. Ich möchte diesen Freunden der Menschheit mit meiner Arbeit ein kleines methodisches Hilfsmittel, eine neue Perspektive, anbieten, mit der die »Volkskrankheit« Alkoholismus begreifbarer und damit leichter besiegbar werden kann.

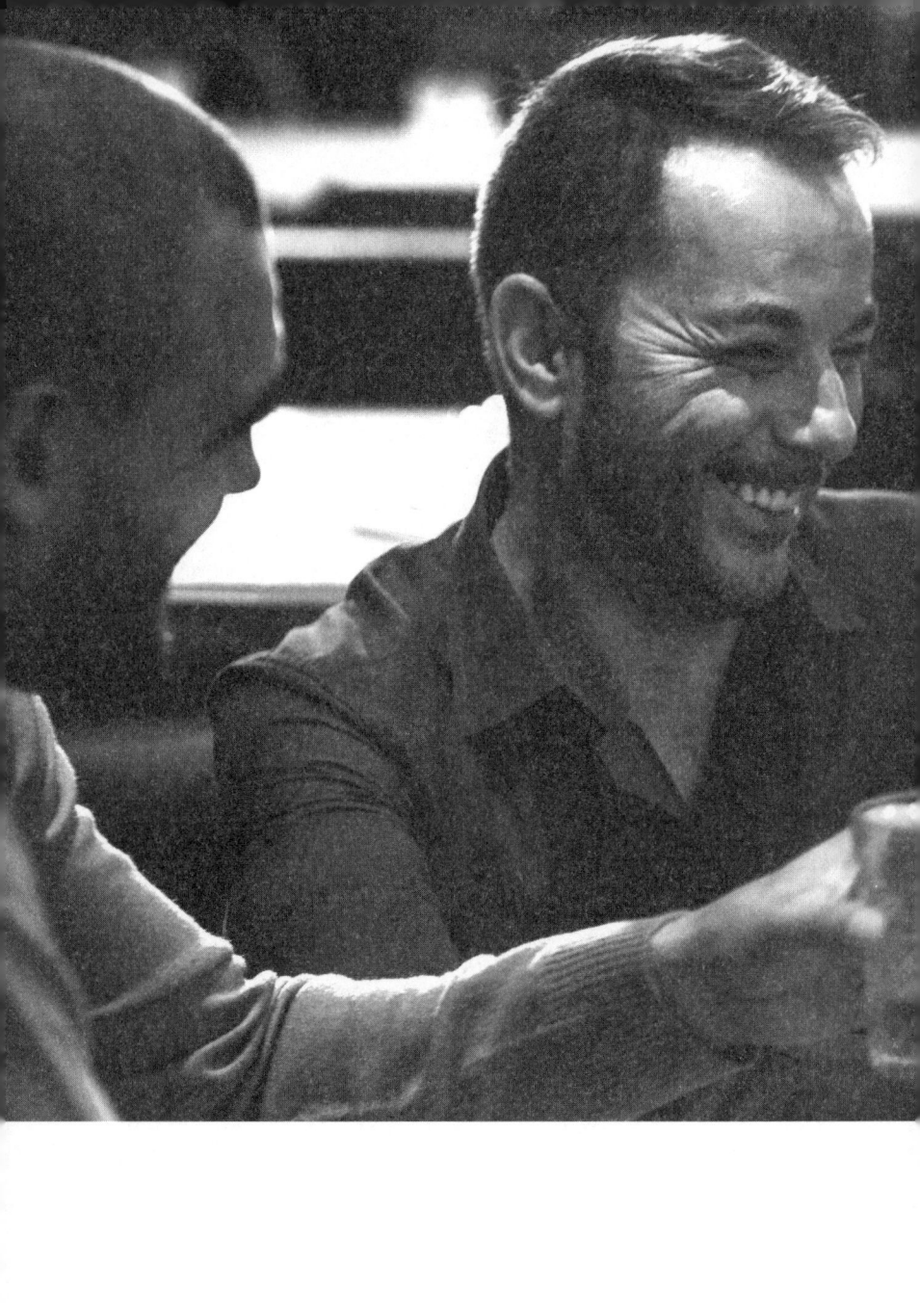

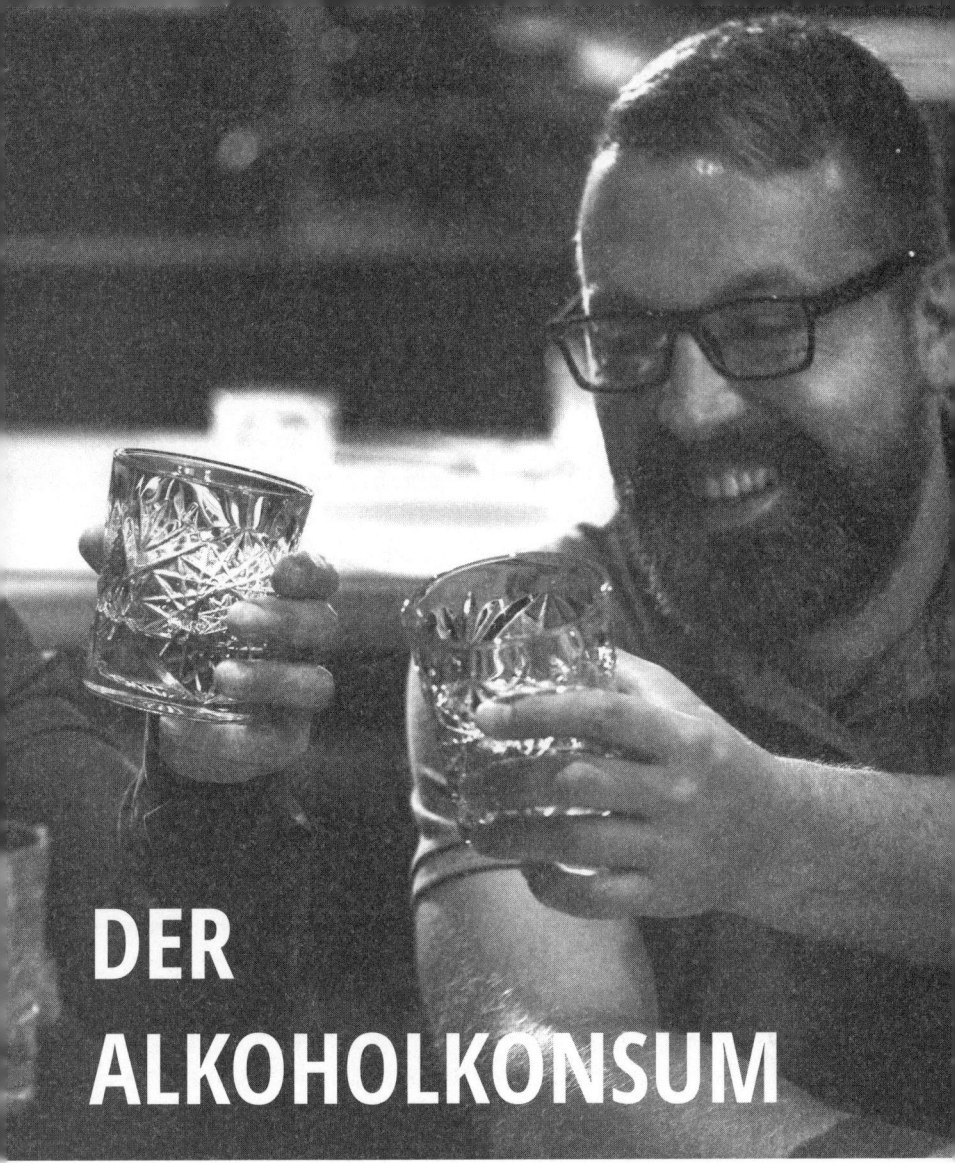

DER ALKOHOLKONSUM

Warum konsumieren Menschen denn eigentlich überhaupt alkoholische Getränke?

Um diese Frage zu beantworten, schauen wir zunächst einmal, wie Alkohol wirkt und wer Alkohol trinkt. Alkoholische Getränke besitzen eine hohe symbolische Bedeutung, die beim Genuss »mitkonsumiert« wird. Allerdings kommt beim Alkohol noch die bekannte substanzielle Wirkung hinzu. Diese ist bei den meisten sehr ähnlich: Die Reaktionszeit verzögert sich, die Koordinationsfähigkeit ist beeinträchtigt, der Muskeltonus sinkt, Müdigkeit ist oftmals die Folge. Das können Sie auch bei anderen Säugetieren beobachten, so etwa bei wild lebenden Affen in Guinea, die sich regelmäßig mit Palmwein betrinken. Doch bei uns Menschen geschieht vor Eintritt der Müdigkeit noch etwas Besonderes: Einige spezielle Bereiche unseres hoch entwickelten Gehirns werden blockiert. Die Empathiefähigkeit, also die Fähigkeit zur Wahrnehmung der Gefühle, Erwartungen und Bedürfnisse anderer, wird vermindert. Unsere Fähigkeit zur Disziplin, zur Selbstunterdrückung zugunsten von Fremderwartung, verliert sich. Alkohol lässt die „eigenen Eltern im Kopf" verstummen, die moralische Verhaltenskontrolle versagt. Das Ergebnis: Die Sozialkompetenz ist dahin. Ein Mensch fühlt sich freier, ungehemmter, selbstwertstärker und weniger unter Druck.

Sie können also davon ausgehen, dass sich Alkoholmissbraucher ebenso wie starke Raucher unter überhöhten Erwartungsdruck gesetzt fühlen. Ein Trinker wird dieses unerträgliche Gefühl der Überforderung, des Mitgefühls und der Minderwertigkeit mittels Alkohol wieder loswerden wollen. Man braucht also, anders als bei der Raucherentwöhnung, nicht einfach nur so zu tun, als ob man trinkt, da Alkohol eine psychotrope Wirkung entfaltet, sondern man sollte tatsächlich eine psychologische Traumabewältigung durchführen, damit man sich freier, sicherer und gelassener fühlt. Dass also jemand trinkt, um sich nicht ständig schuldig, abgelehnt und sozial isoliert zu fühlen, ist ein Gedanke, der hilft zu verstehen, warum Leistungs- und Entscheidungsträger trinken. Wenn ein Bankchef überfällige Kredite fällig stellen muss, ein Personalleiter wahllos Menschen aus Rationalisierungsgründen entlassen muss, ein Richter bemitleidenswerte Menschen verurteilt, nur weil ein gerissener Anwalt der Gegenseite Formfehler nachweisen konnte, dann ist es doch nicht verwunderlich, dass diese zum Alkohol greifen, um nicht irgendwann in eine Persönlichkeitskrise zu kommen. Der oben schon erwähnte Lebensmittelchemiker Udo Pollmer, der mich auf diesen Umstand hinwies, sagte: »Alkohol ist das beste, wirksamste, nebenwirkungsärmste Psychopharmakon, das wir haben.« Und wie bei jedem Psychopharmakon sollte der Gebrauch kontrolliert und in Maßen stattfinden. Aber besser als eine Opiumsucht sei eine leichte Alkoholabhängigkeit allemal.

‰ DER ALKOHOLKONSUM

TRINKEN IST NICHT GLEICH BETRINKEN

Dass es beim Konsum von Alkohol nicht automatisch ums Betrinken gehen muss, weiß zwar eigentlich jeder, doch zum Verständnis meines neuen Therapieansatzes ist es unerlässlich, hier noch einmal gesondert darauf hinzuweisen. Auch wenn es oft so scheint, sind die Dinge nicht immer das, was wir vermuten. So trinkt ein Kaffeetrinker nicht zwingend Kaffee, um seinen Blutdruck zu erhöhen (auch Hypertoniker trinken Kaffee); so zieht ein Raucher auch nicht an der Zigarette, um seine kapillaren Blutgefäße in den Bronchien zu verengen (auch Asthmatiker und Bronchitiker rauchen); und ein Schokoladenkonsument nascht selten aus dem Grund, seinem Körper eine große Menge Kohlenstoff und damit eine Energiequelle zuzuführen. Doch viel mehr können die gerade beschriebenen Substanzen eigentlich nicht. In der Regel steht die psychische Bedeutung der Konsummittel im Vordergrund – und dafür wird im Falle des Alkohols sogar ein Rausch in Kauf genommen.

Nähern wir uns dieser neuen Perspektive zunächst mit ein paar Fakten:

Alkohol hat die chemische Formel C_2H_6O, entsteht durch Gärung und ist daher zunächst ein Naturprodukt. (Also Vorsicht, wenn Ihnen jemand Naturprodukte als grundsätzlich gesundheitlich unbedenklich verkaufen will. Das tödliche Pfeilgift Curare ist ebenfalls ein Naturprodukt, genauso wie das atemlähmende Muscarin aus Fliegenpilzen!) Das Gift Alkohol (Ethanol, Ethyl) war bereits in biblischen Zeiten und in der Antike für seine berauschende und enthemmende Wirkung bekannt. So erwähnt Mose etwa den äußerst peinlichen Weinrausch des Arche-Erbauers Noah mit den Worten: »Er trank von dem Wein, wurde davon betrunken und entblößte sich drinnen in seinem Zelt« (1. Mose 9,21). Man vermutet, dass in China schon vor 9.000 Jahren alkoholhaltige Getränke produziert wurden (eine frühe Bierart aus Reis, Honig und Früchten). Beim Bau der Pyramiden sollen die Arbeiter sogar angeblich einen Liter Bier als tägliche »Nahrungsmittelergänzung« u.a. zur Abwehrstärkung getrunken haben – ein Brauch, der bis in die Neuzeit noch auf vielen Baustellen gepflegt wurde, bis er aus arbeitsschutzrechtlichen Gründen verboten wurde.

Im Mittelalter verbreitete sich das Wissen, wie man die bei der Gärung natürlicherweise festgelegte Obergrenze von 18 Volumenprozent weiter nach oben verschieben kann. Oberhalb dieser Grenze sterben nämlich die zur Gärung notwendigen Mikroorganismen ab. Destillation hieß die Lösung! Der Branntwein war erfunden und wurde schnell vom Medikament zum Genussmittel. Das Risiko der gefährlichen Alkoholüberdosierung wuchs schlagartig! Es war übrigens weniger der »Teufel, der den Schnaps gemacht« hatte, wie der Schlagersänger Udo Jürgens in seinem Lied mutmaßte, als vielmehr die medizinisch gebildeten Mönche in den Laboren der mittelalterlichen Klöster. Der Ursprung des Aqua vitae, des »Lebenselixiers«, wie Schnaps dort genannt wurde, geht allerdings bereits auf den arabischen Arzt Abul Kasim aus Cordoba (gest. 1106 n. Chr.) zurück, der das Geheimnis des Destillierens entdeckt hatte. Interessant, weil ein streng orthodoxer Muslim keinen Alkohol trinken darf. Die alten Araber wussten also schon sehr genau, wie gefährlich das Zeug sein kann. Übrigens entstammt das heutige Wort »Kaffee« dem arabischen »qahwa«, welches sowohl »anregendes Getränk« als auch »Wein« bedeutet. Welchen psychologischen Zusammenhang es zwischen Kaffee und Wein und einem anderen »anregenden Getränk« gibt, erläutere ich später noch.

Nebenbei bemerkt: Viele Menschen glauben, dass jemand, der über einen längeren Zeitraum täglich einen Liter Bier trinkt, als Alkoholiker zu bezeichnen sei. Nun könnte man also provokant behaupten, dass gemäß dieser Annahme die Pyramiden, die exaktesten Bauwerke der Weltgeschichte, von Alkoholikern erbaut worden seien. Aber Spaß beiseite, denn wie bereits der Arzt und Philosoph Paracelsus (1493–1541) wusste: »Dosis sola venenum facit«, zu Deutsch: »Allein die Menge macht das Gift.« Nur: Täglich trinken *allein* macht nicht süchtig, so behaupte ich. Wer täglich trinkt, ist noch lange kein Säufer, wie Ihnen französische Weinbauern, die mit Wein als Tischgetränk quasi aufwachsen, bestätigen können. Der Grund zum Trinken, also der unterbewusste Gedanke dabei, spielt bei der Zwangshandlung eine wichtige Rolle, wie ich im Kapitel »Live aus der Praxis« (siehe Seite 111) darlegen werde.

Unsere Kinder wissen, was ich damit meine, denn sie betrinken sich aus einem ganz anderen Grund als die meisten Erwachsenen:

SAUFEN, BIS DER ARZT KOMMT – DIE KIDS NEHMEN ES WÖRTLICH

Laut Statistischem Bundesamt wurden 2006 in Deutschland 223.000 Männer wegen Alkoholmissbrauchs stationär eingewiesen, gefolgt vom gefürchteten »Herzanfall« Angina pectoris mit 187.000 Fällen! Das ist viel. Viel zu viel. Doch zudem werden jährlich rund 2.200 Kinder mit schweren Alkoholschäden (dem sogenannten »fetalen Alkoholsyndrom«) geboren, und eine Viertelmillion Kinder und Jugendliche sind stark alkoholgefährdet oder bereits »abhängig«. »Koma-Saufen«, »Druckbetankung«, »Flatrate-Saufen« oder »Binge-Drinking« (engl. für »Extremsaufen«) – das sind nicht nur einfach »coole« Begriffe aus der Jugendsprache, sondern Verharmlosungen lebensgefährlicher Konsumpraktiken, bei denen es einzig und allein darum geht, möglichst schnell sturzbetrunken zu werden und die Anerkennung seiner Trinkgenossen zu bekommen. Wie beim Bungee-Springen geht es dabei selbstverständlich nicht um einen potenziell tödlichen Absturz. Doch dieser wird öfter in Kauf genommen, als man denkt: Etwa 21.000 Jugendliche ab zehn Jahren werden in Deutschland pro Jahr volltrunken in die Kliniken eingeliefert. Das sind dreimal so viele wie noch im Jahr 2000. Die Behandlungskosten werden mit rund 15 Millionen Euro beziffert. Etwa ein Drittel der befragten deutschen Jugendlichen im Alter von 12 bis 17 Jahren sagte im Mai 2008 aus, dieses Exzessivsaufen einmal im Monat zu praktizieren. Bei den jungen Erwachsenen gehen die Umfragen von fast der Hälfte der männlichen 18- bis 24-Jährigen aus, und es scheint niemanden besonders zu beeindrucken, dass erst Anfang April 2008 eine 19-jährige Deutsche durch Alkoholvergiftung aufgrund eines selbstgemischten Cocktails zu Tode kam. Der gefährliche

Jugendtrend, der übrigens schon längst keine Besonderheit mehr darstellt, ist im Mainstream angekommen. So berichtete die »Bild der Frau« Mitte Juli 2008 im Boulevard-Stil auf einer bebilderten Doppelseite darüber, dass 13- bis 15-Jährige nach der klinischen Ausnüchterung am nächsten Tag reuelos weitertrinken würden. Doch auch dieses Phänomen ist nicht einfach nur jugendlicher Leichtsinn oder gar das Vorstadium einer Geisteskrankheit, sondern hat eine Vorgeschichte.

Das extrem schnelle Betrinken geht auf die 100 Jahre alte britische Sperrstundenregelung zurück, nach der Alkohol in Kneipen nur bis 23 Uhr ausgeschenkt werden durfte. Dies hatte zur Folge, dass Alkoholfreunde (die Engländer zählen nach den Iren und den Finnen zu den »Toptrinkern« Europas) um kurz vor elf noch panikartig »nachtankten«. Der damalige Premierminister Tony Blair kippte das Gesetz im November 2005, nicht zuletzt, um zu verhindern, dass nach der Sperrstunde um 23 Uhr Heerscharen von Betrunkenen auf die Straßen strömten – mit den bekannten Folgen: Raufereien, Ruhestörung, Sachbeschädigung etc. Vehemente Gegner der Gesetzesänderung befürchteten damals, es könne durch die Freigabe der Sperrstunde zu noch viel größeren Alkoholexzessen kommen – kam es auch, aber eben nicht in England, sondern beispielsweise in Deutschland, wo die britische Tradition von unserem »Trinker-Nachwuchs« entdeckt und für unglaublich »cool« befunden wurde. Das Verbotene war für uns Menschen schon immer besonders interessant – der paradiesische Baum der Erkenntnis trägt bisweilen vergorene Früchte.

Auch in den USA ist das Phänomen des »Kampftrinkens« bei Jugendlichen bestens bekannt: Bei einer repräsentativen Studie im Staate Delaware aus dem Jahr 2004 gaben 25 Prozent der Schüler der 8. Klasse und 44 Prozent der 11. Klasse an, regelmäßig Alkohol zu konsumieren. Mehr als die Hälfte von ihnen (57 Prozent) waren »Binge«-Trinker. Was das »Coole« daran ist, wird deutlich, wenn man bedenkt, dass in Amerika in den meisten Staaten der Alkoholkonsum in der Öffentlichkeit unter dem 21. Lebensjahr verboten ist und teilweise recht streng, unter Umständen sogar mit Gefängnis bestraft wird. In England sollte das Sperrstundengesetz gleichermaßen dafür sorgen, dass die Menschen nicht zu viel Alkohol zu sich nahmen. »Ätsch!«, sagt sich da der Komasäufer. »Ich lass mir doch nichts verbieten!«

Der derzeitige »Promillerekord« wurde übrigens im Jahr 2004 von einem 45-jährigen Polen aufgestellt. Er wurde im Vollrausch von einem Auto angefahren und überlebte nicht nur den Unfall, sondern auch die eigentlich tödliche Alkoholmenge von 12,3 Promille! Das entspricht der Trinkmenge von zwei Flaschen Schnaps innerhalb weniger als einer Stunde.

Komasaufen ist eine Trotzreaktion gegen gesellschaftliche Erwartungen – nichts anderes. Wer mehr (und schneller) säuft, »als die Polizei erlaubt«, beweist seine Mündigkeit, so die unterschwellige Botschaft des »Bingers«. Auf meine Frage an einen 18-jährigen »Dosenstecher« – das ist jemand, der sich den Inhalt einer Literdose Bier mittels eines zusätzlichen in die Dose gestochenen Loches ohne Schluckunterbrechung in den Magen laufen lässt – in einer Dortmunder Diskothek, was er denn mache, wenn er nach einer Viertelstunde besoffen sei, sagte mir dieser: »Kotzen und weitersaufen!« Cool, was? Oder lediglich zu feige, um auch ohne Stärkebeweis wirklich cool zu sein? Betrinken – eine Trotzreaktion, wegen der ein Mensch eines Tages eine unerwartete Quittung bekommen kann.

‰ DER ALKOHOLKONSUM

TROTZ –
DER VERLORENE KAMPF UM FREIHEIT

Trotz ist eine ernste Sache: Überhöhte Geschwindigkeit beim Autofahren, zu spät zur Arbeit kommen, rauchen, Alkohol trinken, wo es gesellschaftlich nicht gelitten ist – das alles können Trotzreaktionen sein. Dabei beziehen sich die Reaktionen immer auf subjektiv empfundenen Erwartungsdruck. Es gibt nicht nur Menschen, die nach einer Herzoperation oder nach einer Organtransplantation wieder Alkohol trinken, obwohl sie glauben, das Trinken sei schädlich, nicht nur übergewichtige Menschen, die nach einer Ernährungsberatung erst recht Dinge essen, die sie für falsch halten, sondern auch Schüler, die weiterhin die Schule schwänzen, obwohl sie bereits versetzungsgefährdet sind. Selbst ich erlebe in meiner Praxis, dass es Menschen gibt, die trotz eines mehrstündigen Termins zur Analyse und Änderung des Verhaltens aus dem Gebäude gehen und nichts von alledem umsetzen, obwohl sie wissen, dass sie sich damit schaden. Das ist zwar selten, aber dahinter steckt eine Angst, die bislang noch keine psychiatrische Klassifizierung erfahren hat: Diese Angst heißt »Trotz«.

Ich definiere
»Trotz« als eine *unreflektierte kompensatorische Widerstandshaltung.*

Der Grund dafür ist ein Gefühl der Ausweglosigkeit bei Bevormundung. Und da wir fast alle in unserer Kindheit mehr oder weniger bevormundet werden, ist Trotz eine Volkskrankheit – ohne je als Krankheit eingestuft worden zu sein. Diese fehlende Klassifizierung wiederum liegt wahrscheinlich nicht an dem modernen Ansatz, den ich auch vertrete (welcher lautet:

Die Psyche kann gar nicht krank werden, sondern höchstens unnachhaltige Konzepte verfolgen), sondern wohl eher daran, dass dieses psychopathologische Erscheinungsbild von der bisherigen Psychiatrie glatt übersehen wurde. »Mangelnde Compliance«, fehlende Bereitschaft zur Zusammenarbeit, nennen Mediziner den Trotz und geben damit zu verstehen, dass sie vom Patienten enttäuscht sind. Gemäß dem Motto: »Wer nicht will, der hat schon.« Ich dagegen fasse Trotz als den verzweifelten Versuch eines Menschen auf, die eigene Entscheidungsfreiheit zu bewahren, nachdem sie ihm ewig beschnitten wurde. Erinnern wir uns: Das Bestreben (der Algorithmus) der Psyche ist letztlich Machterlangung. Doch mächtig fühlt sich nur, wer keinen vorgezeichneten Weg geht, sondern durch Entwicklung sein Verhalten generiert. Der Satz: »Jetzt hör doch mal endlich auf meinen Rat!«, ist damit psychologisch gesehen kontraevolutionär und pädagogisch betrachtet unsinnig, weil Gift für die Entscheidungsfreiheit des Menschen. Eine chronische Trotzreaktion wird damit heraufbeschworen. Je mehr Sie einem Menschen also raten, was er tun soll, desto mehr wecken Sie seinen Widerstand.

Mit dieser erhöhten Widerstandsbereitschaft wehrt sich ein trotziger Mensch künftig gegen alles, was als Bevormundung empfunden wird. Ratschläge gehören ebenso dazu wie Bitten, Appelle und unausgesprochene Erwartungen – selbst wenn die Ratgeberquelle ein Arzt, ein Rechtsanwalt oder gar der beste Freund ist. Ein guter Bekannter von mir leidet unter Morbus Crohn, einer schmerzhaften Entzündung im Darm, und raucht immer wie ein Schlot Zigaretten, wenn ich mit ihm unterwegs bin; wohl weil er genau weiß, dass ich bei einem Magen-Darm-Geschädigten das Rauchen eigentlich für keine so gute Idee halte. Ich denke, der Darm kann, um sich zu erholen, keine zusätzliche Toxinbelastung gebrauchen.

‰ DER ALKOHOLKONSUM

Ein trotziger Mensch will nur *scheinbar* nicht sein Ziel erreichen, sondern das Gegenteil dessen, was von ihm erwartet wird, um seine Entscheidungsfreiheit zu verteidigen. Und wenn diese Fremderwartung, die noch nicht einmal der objektiven Realität entsprechen muss (der Glaube an die Erwartung reicht!), zudem auch noch der ursprünglichen eigenen Zielsetzung gleichkommt, wie etwa »Räum doch mal dein Zimmer auf« oder »Iss doch mal was Vernünftiges«, dann wehrt sich der Trotzkopf sogar gegen seine eigenen Ziele – Hauptsache, er verteidigt seine Entscheidungsfreiheit und fühlt sich nicht bevormundet. Daran kann man sehr schön sehen, dass die Psyche sich nicht so sehr um die Gesundheit ihres Körpers schert, sondern um ihre eigene Absichtsverwirklichung.

Damit wird auch klar, dass die bekannte »Pubertätsrevolte«, die Trotzphase der 12- bis 16-Jährigen, kein Naturphänomen ist, sondern ein Sozialphänomen, also eine leicht zu vermeidende Reaktion auf das Empfinden permanenter elterlicher Bevormundung. Trotz geht immer einher mit fehlendem Verantwortungsbewusstsein. Der Trotzkopf überlegt nicht strategisch, welche Konsequenzen sein Verhalten haben könnte, sondern er agiert taktisch, wie er jetzt und hier seine Freiheit verteidigen und Erwartungsdruck loswerden kann. Meist mit unbedachten Konsequenzen.

Das Tückische ist natürlich, dass gerade ein trotziger Mensch zum Spielball der Erwartungen geworden ist: Man braucht nur einfach das Gegenteil der eigenen Absicht als Erwartung an ihn zu stellen. Wenn der Trotzkopf diese Erwartung für authentisch erachtet, wehrt er sich dagegen und tut das Konträre. So erklärt sich beispielsweise, warum viele Trinker erst recht trinken, wenn man es ihnen verbietet, obwohl sie bereits davon krank geworden sind und sich selber nach der

Ausnüchterung für ihr Trinken hassen. Oder es wird gar ein Flugzeug zur Landung gezwungen, wie dies Ostermontag 2008 auf dem Weg von Düsseldorf nach Bangkok geschah, als ein Betrunkener randalierte und überwältigt werden musste. Der Pilot habe daraufhin um Landeerlaubnis am Flughafen Okecie in Warschau, Polen, gebeten. Hintergrund war, dass der stark Angetrunkene vom Bordpersonal keinen weiteren Alkohol mehr serviert bekommen hatte und dadurch in Rage geraten war. Dass der Passagier möglicherweise starke Flugangst hatte und sich beruhigen wollte, halte ich übrigens für einen plausiblen Grund.

Überlegen Sie also bitte nun einmal, ob jemand von Ihnen erwarten könnte, dass Sie nach dem Lesen dieses Buches »trocken« sind – und schenken Sie diesem Menschen seinen Triumph. Das Beste wäre natürlich, Sie verraten überhaupt keinem, dass Sie vorhaben, Ihren Alkoholkonsum zu reduzieren, damit Sie nicht versehentlich die wohlmeinenden »Kontrolleure« auf sich aufmerksam machen. Aber falls Sie dennoch von Mahnern, Warnern und »Anti-Coaches« umgeben sein sollten, die von Ihnen unterschwellig oder offensichtlich erwarten, dass Sie aufhören zu trinken, dann gönnen Sie denen das Gefühl, vernünftiger, klüger, reifer zu sein als Sie – Hauptsache, Sie sind symptomfrei. Wenn Sie nämlich absichtlich den Erwartungen entsprechen, dann sind Sie wieder am längeren Hebel, und Ihre Psyche bewahrt ihre Verwirklichungsfähigkeit (Macht).

Wer absichtlich nicht trotzt, der ist wirklich frei. Sogar Ratgeberbücher schweben in Gefahr, von einem Trotzkopf wütend mit Verachtung gestraft zu werden, wie einige meiner Leserbriefe zeigen. Strategisches Denken ist das Gegenmittel gegen Trotz. Es gibt aber auch noch ein anderes, welches Sie beim Trotzkopf anwenden können.

DER PSYCHO-TIPP: TROTZE DEM TROTZ

Falls Sie, lieber Leser, Arzt, Seelsorger oder einfach nur co-abhängiger Angehöriger eines abhängigen Spiegeltrinkers sind, dann probieren Sie einmal Folgendes: Sagen Sie Ihrem Problemfall (Menschen, die sich jeden Tag fast in die Bewusstlosigkeit trinken), dass es besser sei, er höre langsam und allmählich auf zu trinken, wenn er noch eine Chance auf Lebensqualität haben möchte. Er solle am besten Tag für Tag die konsumierte Menge etwas reduzieren. Werfen Sie dann einschränkend ein, dass dies allerdings ein *hohes Maß an Intelligenz und Charakterstärke* erfordere und ihn womöglich doch überfordere – vielleicht sei es doch besser, er trinke sich ins Leberkoma und entziehe dann durch ärztlichen Zwang im Krankenhaus, um fortan abstinent zu bleiben. Ich weiß nicht, ob ein Arzt – rein juristisch gesehen – so etwas zu seinem Patienten sagen darf, aber ich verspreche Ihnen, dass diese Anti-Trotz-Taktik schon sehr oft gute Dienste geleistet hat. Der Trotzkopf wird Ihnen beweisen wollen, dass er *sehr wohl intelligent und charakterstark genug ist*, um ausschleichend zu entziehen. Dann sollte aber die eigentliche Arbeit an den Ursachen des Trinkens getan werden. Dass absolute Abstinenz nicht zwingend notwendig ist, um kein Trinker mehr zu sein, teilweise sogar gefährliche Rückfälle provozieren kann, weiß jeder, der sich nicht von seinem Arzt das Gegenteil hat einreden lassen. Gerade in den Selbsthilfegruppen finden wir häufig Menschen, die so enttäuscht von der Hilflosigkeit des Arztes, aber zugleich so geschockt von seinen Androhungen im Falle des Alkoholkonsums sind, dass sie – eher aus Angst – die These vertreten: Nie wieder Alkohol! Und damit nimmt das Übel seinen Lauf: Die Angst vor Alkohol erzeugt Disziplindruck, doch dieser war immer der Auslöser zum Betrinken.

»ALKOHOL« LERNEN WIR VON DEN ELTERN

Schlechte Nachricht für alle Eltern: Kinder schauen sich in den ersten drei bis vier Jahren fast wie ein Fotokopierer alles an unterbewussten Signalen der Eltern ab. Das bedeutet, Kinder erziehen sich eigentlich selbst, in dem sie das Verhalten der Eltern für bare Münze nehmen, aber eben leider nur das tatsächliche und authentische Verhalten, nicht das kontrollierte, gewollte und gut gemeinte. Trinken die Eltern Alkohol, lernen Kinder, dass Alkohol zwar nur für Erwachsene erlaubt, aber dann völlig in Ordnung ist. Kinder von unberechenbaren und übergriffigen Alkoholikern lernen ebenso, dass Alkohol-Trinken zwar unangenehm macht, aber auch durchsetzungsfähig – und durchsetzungsfähig wollen wir alle sein. Eine strikte und radikale Abkehr vom Alkohol erzeugen Eltern bei ihren Kindern dann, wenn sie zwar trinken, aber sich dadurch von den eigenen Kindern leichter austricksen lassen, Verbote oder Drohungen also keine echte Konsequenz haben. Ergo: betrunken zu sein und dabei ein Verlierertyp, das ist negativ vorbildlich. Wenn Sie möchten, dass Ihre Kinder einfach keine Affinität zu Alkohol entwickeln, sollten Sie einen gelassenen und aufgeklärten Umgang damit pflegen. Keine Dämonisierung, keine Glorifizierung. Keine Verbote, aber auch keine Erlaubnis. Wenn Alkohol das bleibt, was es ist, nämlich eine teuer verkaufte Chemikalie, dann werden die Kinder den Umgang damit so steuern können wie mit einer Tasse Ginkgo-Tee – kann man trinken, kann man aber auch lassen.

Bedenken Sie übrigens, dass das Lernen, also das Verschalten von Neuronen, bereits im Mutterleib während der Embryonalentwicklung beginnt. Da Babys angenabelt sind, bekommen Sie über die Nabelschnur nicht nur Sauerstoff und Nährstoffe von der Mutter mit, sondern alles, was sich im mütterlichen Blut befindet. Wenn eine schwangere Frau Alkohol trinkt, ist ihr Baby oft tagelang betrunken, denn Kinder können Alkohol noch nicht selbst abbauen. Wenn die Mutter trinkt (zu Beginn einer Schwangerschaft weiß eine Frau ja meist noch nichts von der Empfängnis) und der Alkohol einhergeht mit Endorphinen, also Glückshormonen, aufgrund von guter Laune und Partystimmung, lernt das Kind bereits: Alkohol und Glücksgefühle tauchen zusammen auf. Ein solches Programm kann Jahrzehnte später aufgerufen werden, wenn im Alltag die negativen Emotionen überwiegen. Was macht man dann? Das tun, was glücklich macht: Alkohol trinken, Schokolade essen, eben alles, was die Mutter so während der Schwangerschaft getan hat, um gut drauf zu sein. Kein Wunder, dass viele Ärzte und Psychologen im Dunkeln tappen, wenn sie nach den Ursachen für Alkoholismus, Rauchen oder Übergewicht suchen. Wer schaut sich denn von denen die vorgeburtlichen und frühkindlichen Lernprozesse an?

Wie mächtig solche meist unentdeckten Programme sind und welch hartnäckige Auswirkungen sie im Alltag eines erwachsenen Menschen haben können, erläutere ich in meinem Lehrvideo »vorgeburtliche Ursachen chronischer Störungen«[15].

MACH WAS VERNÜNFTIGES, JUNGE – STIRB!

Wie tragisch die Lasten sind, die wir durch die elterlichen Werte mitbekommen, zeigt die Geschichte von Gabriel, den ich fast mein Leben lang kannte. Als Letztgeborener von fünf Kriegs- und Nachkriegskindern war er der erste und einzige Sohn seines Vaters. Obwohl Gabriel sehr feinfühlig, humorvoll und ganz außergewöhnlich musikalisch begabt war, bestand der Alltag aus harter Arbeit auf der Zeche. Zwar war der blond gelockte Junge der jüngste der Geschwister, aber von Nesthäkchen sein war keine Rede. Der Vater, ebenfalls ein hart arbeitender Mann, der seine Last nur mit einem oder zwei Feierabendbierchen ertrug, hatte Erwartungen an den Sohn, wie sie in der Nachkriegszeit für einige Familien fast unausweichlich waren. Geld musste verdient werden. Er dürfe seinen Eltern nicht finanziell zur Last fallen, sondern müsse sie möglichst unterstützen, dafür werde er auch irgendwann einmal das kleine Zechenarbeiterhäuschen erben dürfen.

Gabriel kämpfte sich tapfer durchs Leben. Sein Freund, der Alkohol, half ihm dabei. Anfangs Bier und mit zunehmendem Alter Schnaps. Obwohl aufgrund von starken gesundheitlichen Beeinträchtigungen durch die harte und leidige Arbeit geplagt, schlug sich Gabriel bis zur Rente durch. Der sensitive Mann vom Sternzeichen Waage (die sind oft besonders feinfühlig und harmoniebedürftig) lebte seinen Traum von der Musik nur im stillen Kämmerlein. Alle möglichen Tasten- und Saiteninstrumente erlernte das musikalische Multitalent rasch und spielte darauf virtuos. Seine persönliche Krönung bildete ein Konzertflügel, den er sich im Alter von über sechzig Jahren gönnte. Doch statt aus seiner Leidenschaft eine Berufung zu machen und an der Hochschule Musik zu unterrichten, wo er eigentlich hingehört hätte, bot

‰ DER ALKOHOLKONSUM

sich diese Chance nicht, obwohl sie einmal zum Greifen nahe gewesen war. Wäre nur nicht die Geldnot. Er blieb, wo er war. Das Pflichtgefühl und der Sachzwang, nun einmal Geld verdienen zu müssen, hielten ihn fest im Griff. Zugleich plagten den Alkoholiker starke Selbstzweifel. Er konnte sich einfach nicht von den Elternerwartungen befreien, obwohl der Vater früh verstorben war und seine Mutter durchaus Freude an der Begabung ihres Sohnes hatte. Ebenso wie seine Ehefrau, die ihn unterstützte, wo sie nur konnte. Das Gefühl, etwas Vernünftiges machen zu müssen, hinderte ihn daran, sein Leben so zu leben, wie es vielleicht seine Bestimmung gewesen wäre. Der Kummer darüber ließ Gabriel immer öfter schwere Alkoholabstürze erleben, die ihn letztlich seinen Job kosteten. Jahrelang hing er an der Flasche und immer wieder versuchte er, dagegen anzugehen. Bis er vor einigen Jahren alle Disziplin zusammennahm, trocken blieb und im Alter noch seinen Führerschein nachholte. Niemand aus seiner Familie hatte mit dieser Stärke gerechnet, und jeder zollte ihm dafür Respekt. Gabriel machte die Erfahrung, dass er zwar öfter wieder rückfällig wurde und locker ein bis zwei Flaschen Wodka am Tag trinken konnte, es gelang ihm aber auch über lange Strecken, mühelos wieder aufzuhören. Doch das Leben in Kummer forderte seinen Tribut. Auf die Diagnose Blasenkrebs folgten Operationen und ein Schlaganfall, denen der geschwächte Körper des nunmehr 73-Jährigen nichts mehr entgegensetzen konnte. Die Hände nicht mehr bewegen und keine Musik mehr machen zu können war sein Todesurteil.

Während meiner Arbeit an diesem Buch verstarb Gabriel, doch er hinterließ bei mir keine Traurigkeit, sondern eine Botschaft. Sie lautet: »Warte nicht aufs Leben – lebe es! Lass nicht Kummer und Sorge dein Leben bestimmen, denn das dankt dir keiner. Das Leben ist irgendwann vorbei, und du musst dir die Frage stellen: ›War ich glücklich?‹«

ALKOHOLIKER-SELBSTHILFEGRUPPEN: WARUM EIGENTLICH »ANONYM«?

Folgender Text beschreibt sehr treffend das Dilemma, in dem sich der trockene Alkoholiker befindet: »Jeder Alkoholabhängige wehrt sich zunächst gegen das Eingeständnis seiner Krankheit. Er fühlt sich abgestempelt und in eine Außenseiterposition abgeschoben. Er, der eben noch ein ganzer Kerl war, soll plötzlich als Abhängiger gelten? Muss er nicht zunächst annehmen, dass er nun von seiner Umgebung als schwächlicher Versager eingestuft wird? Das macht Angst, und er schämt sich. Da er um keinen Preis auffallen will, überlegt er, wie er sein Problem tarnen kann. So wie er zunächst sein Trinken verheimlicht hatte, versucht er später, nachdem er sich zur Abstinenz entschlossen hat, sein Nichttrinken zu verbergen. Möglichst die ganze Sache geheim halten, nur nicht auffallen! Zum Beispiel Apfelsaft in einem Weinglas trinken, sodass die anderen meinen, er trinke Weißwein; oder Cola-Mix im Bierkrug ... Die negative Reaktion der Umwelt und die Scheu des Betroffenen, sein Gesicht zu verlieren, sind schwere Hindernisse. Ein Alkoholkranker kommt nicht selten in eine Zwickmühle: Trinkt er wieder, ist er der Säufer – und man hat ja gewusst, dass er es nicht schafft, labil wie er ist! Trinkt er nicht mehr, gilt er als langweiliger Abstinenzler, als Spielverderber.«[16]

Für mich zeigt das, welcher Geist in Selbsthilfegruppen herrscht: Hilflosigkeit gegenüber einem Phänomen, das eine moderne Gesellschaft schon längst hätte in den Griff bekommen können. Wenn ich mitbekomme, wie ein Mitglied einer Selbsthilfegruppe sich vorstellt (»Ich bin XY, ich bin süchtig«), dann kann ich mir den Gedanken nicht verkneifen, dass man rein sprachlich sein Symptom besser in der Vergangenheit verorten sollte, also «Ich war süchtig«. Einfach weil man mit dem Präsens »Ich bin« das Symptom rein sprachlich in der Gegenwart zementiert. Wenn man etwas überwinden will, sollte man der Zukunft eine Chance geben.

Jemanden gebetsmühlenartig sagen zu lassen, er sei süchtig, bedeutet, ihn fortwährend in die schamhafte Verlegenheit zu bringen, sich für sein Verhalten schuldig zu fühlen.

Folgender Fall wurde mir aus einem mir bekanntem Krankenhaus zugetragen: Der 33-jährige Josh hatte mit seinem Leben schon fast abgeschlossen, als er das letzte Mal entzog. Erst nach Stunden des Leidens wurde er mit Blaulicht in die Klinik gebracht. Mit 7,1 Promille war Josh im Mai 2008 zwar noch nicht Rekordhalter der Alkoholvergiftungen (wie oben erwähnt, hält den ein Mann aus Polen, der es nach einer Geburtstagsfeier auf 12,3 Promille schaffte), aber das biblische »Aus-Wasser-Wein-Machen« hatte er offenbar doch etwas zu wörtlich genommen. Das Blut war dermaßen vergiftet, dass die hinzugeeilte Leiterin der Intensivstation eine Notfallblutwäsche in Betracht zog. Ein Eingriff, der bei Schlangenbissen unbekannter Art üblich und in diesen Fällen oftmals die letzte Rettung ist. In der Schicht zuvor hatten sich die ärztlichen Kollegen nur zögerlich darangemacht, die medizinische Versorgung bei Josh zu beginnen. Verächtliche Gedanken, wie »Ach, das ist doch nur ein Alki. Was säuft der auch so viel?!«, standen unterschwellig im Raum. »Die Giftzentrale anrufen? Ach, was! Der wird schon wieder nüchtern«, so der Kommentar eines Oberarztes auf den Vorschlag der Stationsleiterin. Hier wird deutlich: Alkoholiker sind wie vorhin schon erwähnt Opfer und Täter zugleich – und wir verachten Täter, ergo verachten wir somit auch das Opfer. Natürlich ist es da besser, anonym zu bleiben und sich in »Wir-wollen-

Opfer-sein-dürfen-Gruppen« zusammenzuschließen. Verstehen Sie mich richtig: Ich halte sehr viel von Selbsthilfegruppen. Sie sind nach einem Klinikaufenthalt für die Betroffenen oftmals der einzige Halt. Den therapeutischen Nutzen einer Selbsthilfegruppe siedle ich hingegen bei null an. Selbsthilfegruppen wirken auf mich so, als würde eine Gruppe Autounfallverursacher sich regelmäßig treffen, um über die Gefährlichkeit des Straßenverkehrs zu sprechen und sich zudem gegenseitig darin bestärken, nie wieder einen Meter zu fahren. Mit einem kompetenten Fahrlehrer, der unfallfreies Fahren trainiert, könnte man sich sicherlich das eine oder andere Treffen sparen und das Auto wieder aus der Garage holen. Begrüßenswerter als ein Selbsthilfemarathon wäre meines Erachtens eine derart gründliche Alkoholikertherapie, dass die Betroffenen sich ihrer Verantwortung für das eigene Leben bewusst sind, keinen besonderen Halt (und keinen Opferstatus) mehr benötigen und erst recht nicht noch um gesellschaftliche Anerkennung kämpfen müssten. Die Krux ist jedoch: Alkohol wird in der Hauptsache dafür missbraucht, keine Erwartungen, also auch keine Verantwortung mehr wahrzunehmen, die Stimmung aufzuhellen und sich grundsätzlich irgendwie besser zu fühlen. So gesehen ist die Existenz von Alkoholiker-Selbsthilfegruppen ein Anzeichen für die Unzulänglichkeit der Alkoholikertherapie. Wäre die Therapie gründlicher und erfolgreicher, würden die Betroffenen sich vielleicht ebenfalls in sozialen Gruppierungen organisieren – aber eben nicht, um jahrelang ein Verhalten zu bewältigen, das eigentlich nach ein paar wenigen Therapiesitzungen hätte aufgelöst sein können, wie ich in diesem Buch zeige. Ist dieses Verhalten aufgelöst, dann ist Alkohol nämlich, wie bei den meisten »Normalkonsumenten«, kein besonders belastetes Thema mehr.

DIE »FUNKTION« DES BETRINKENS

Wie ich vorhin schon sagte: Trinken ist nicht gleich Betrinken. Dass Alkohol in unserem Gehirn eine Menge Funktionen beeinträchtigt, weiß jeder. So verstehen Alkoholiker die Pointen von Witzen weniger gut als Nichtalkoholiker, dies zeigte eine Studie aus dem Jahr 2008 des Instituts für Kognitive Neurowissenschaft der Ruhr-Universität Bochum.[17] »Werden Alkoholiker aufgefordert, aus einer Auswahl die richtige Pointe zu wählen, so liegen sie oft falsch. Daher kann man von einer verminderten kognitiven Humorverarbeitung sprechen«, erläutert Dr. Jennifer Uekermann, wissenschaftliche Leiterin der Studie. »Damit wir einen Witz überhaupt verstehen können, benötigen wir die Fähigkeit, uns in die Lage der handelnden Akteure hineinzuversetzen – uns also vorstellen zu können, was in Akteur X vorgeht, wenn er mit Akteur Y spricht oder umgekehrt«, meint die Expertin.

Die für das Hineinversetzen nötige Empathie erwacht erst im Laufe der Kindheit, so etwa ab dem dritten Lebensjahr, und ist erst bei Geschlechtsreife voll entwickelt. Das bedeutet, die Fähigkeit, die Erwartungen und Bedürfnisse anderer zu registrieren und gegebenenfalls seine eigenen Bedürfnisse zu unterdrücken, ist eine Frage der kognitiven Reifeentwicklung.

»Disziplin« nennt man das – und diese muss nicht erlernt werden, sondern entwickelt sich von ganz allein. Das Dumme ist nur: Dies wissen die meisten Eltern nicht und glauben, sie müssten mit großem erzieherischem Druck dafür sorgen, dass ihr Nachwuchs nicht kriminell wird – mit einem haarsträubend negativen Ergebnis, wie sich oftmals zeigt. Druck erzeugt Gegendruck, Respektlosigkeit lehrt keinen Respekt, und Misstrauen schafft kein Vertrauen. Wir leben in einer Gesellschaft voller Erziehungsfehler.

DIE »FUNKTION« DES BETRINKENS

Sie werden in unseren Gefängnissen sicher deutlich weniger Menschen finden, die eine respektvolle, fördernde und wenig einmischende Erziehung genossen haben, als Menschen, die bevormundet, verkannt, unterschätzt und erniedrigt worden sind.

Es heißt doch oft, Alkoholiker seien undiszipliniert. Alle herkömmlichen Suchttherapien sind in ihrem Gelingen auf die Disziplin ihrer Patienten angewiesen. Doch brauchen andere Säugetiere, mit denen sich unser Organismus vergleichen lässt, unbedingt Disziplin, um nicht sich und anderen zu schaden? Nein, ich glaube, Tiere besitzen gar keine Disziplin, in dem Sinne, dass sie ihre Bedürfnisse denen der sozialen Gruppe bis zur Selbstschädigung unterordnen können. Sie tun immer das, was sie antreibt – so lange, bis sie den Drang verlieren.

Ich glaube, das Hauptmerkmal, welches alle Alkoholiker gemeinsam haben, ist ein Hang zur übertriebenen Selbstdisziplin, also zur Unterdrückung der eigenen Bedürfnisse und übersteigerten Wahrnehmung von Fremderwartung. Menschen mit hoher Sozialkompetenz, also mit feinen, sensitiven Antennen für ihr Gegenüber, sind es nämlich, die genau unter dieser Fähigkeit leiden und sie vorübergehend unterdrücken wollen. Zu »Du«-bezogen zu sein und daher zu empfänglich für Schuldgefühle und Mitleid – genau diese Eigenschaft ist es, die sich in hirnphysiologischer Hinsicht rächt, denn diese Fähigkeit ist hauptsächlich im linken Großhirn angesiedelt (Broca-Zentrum, Wernicke-Zentrum). Damit ist sie in Regionen des Gehirns verortet, die unter anderem auch für unsere Sprache zuständig sind und die wir direkt, absichtlich und im Wachbewusstsein fast permanent benutzen können.

Hierdurch kann bei Überbeanspruchung – und wir reden hier auch von unterbewussten Überbeanspruchungen –

eine solche Sauerstoffschuld, durch erhöhten Sauerstoffverbrauch aufgrund von „innerer Alarmbereitschaft", sowie auch Serotoninmangel entstehen, dass unser eigenes Gehirn uns eine Art »Abschaltsignal« sendet. Dieses Signal empfinden wir als Überforderungsgefühl, und es ist somit ein Alarmzeichen, ähnlich wie Durst oder Schmerz. Es soll uns zu einer Verhaltensänderung bewegen. Folgen wir dieser körperlichen »Empfehlung« nicht, etwa aus Angst vor Zurückweisung, erhöht das Gehirn diesen Druck; denn sonst droht bereits nach wenigen Minuten durch die Sauerstoffschuld eine Gefahr fürs Gehirn, die nicht selten in einem Apoplex, einem Hirnschlag, endet und damit oft tödlich ist. Nun wissen Sie, warum einige Menschen, noch bevor sie zu Alkoholikern stigmatisiert werden, bereits morgens zum Alkohol greifen. Die Erwartung der Anforderungen des Tages ist bereits zu viel. Übrigens: Jeder Raucher kennt dieses Gefühl, denn das Ziehen an einer Zigarette sorgt ebenfalls für ein kurzes »Herunterfahren« unserer Aufmerksamkeit. Nun erklärt sich auch, warum Menschen bei permanenter Überforderung durch Erwartungsdruck oftmals sprachliche Blockaden empfinden, etwa wenn man im Sprachunterricht bei ganz neuen Lektionen plötzlich vom Lehrer aufgerufen wird. Der berühmte Sprechpausenfüller »Äh«, welchen wir nicht nur von Boris Becker und Edmund Stoiber kennen, ist immer ein Hinweis auf akuten Überforderungsdruck durch überhöht wahrgenommene Fremderwartung. Das Hirn schreit nach Entlastung, die ein Raucher sich schlichtweg durch Ablenken und ein Trinker sich durch Betäuben der zuständigen Gehirnregionen verschafft. Dass nicht etwa ein erhöhter Adrenalinspiegel für die Sprachblockade sorgt, sondern tatsächlich ein überfordertes Sprachzentrum, ist der Grund dafür, dass ein paar Drinks »die Zunge lösen« können.

Bleibt noch die Frage: Wozu haben wir eine solch unkomfortable, ja gar lebensgefährliche Fähigkeit zur Disziplin? Einfach gesagt: *Sie ist unser Instinktersatz.* Ohne Disziplin und bewussten Verstand kann keine menschliche Gesellschaft bestehen. Menschen besitzen im Gegensatz zu Tieren keine Instinkte. Zwar verfügen wir, genau wie Tiere, über Intuition, also die Fähigkeit der unbewussten Wahrnehmung. Doch wir müssen dieser Intuition nicht zwangsläufig folgen und können sie sogar völlig ignorieren. Dies bedeutet, dass wir in unserem Zusammenleben auf keine sicheren biologischen oder soziologischen Gesetzmäßigkeiten zurückgreifen können – wir können immer entscheiden, was wir tun. Unsere Organisationsform, in der wir zusammenleben, nennen wir Gesellschaft. Und da keine verlässlichen Gesetzmäßigkeiten vorhanden sind, benötigen wir für unser gesellschaftliches Zusammenleben viele Spielregeln. Um nicht in völliger Unsicherheit leben zu müssen, haben wir unsere Disziplin. Damit sorgen wir dafür, dass wir nicht tun, wonach uns gerade ist, sondern jeweils abwägen, was andere davon halten. Die Wahrnehmung von Fremderwartungen aktiviert unsere Disziplin.

Disziplin ist unser »schlechtes Gewissen«,
sie ist der »Staatsanwalt im Kopf«.

Damit sich unsere Kinder nicht durch rücksichtsloses Verhalten ihren Mitmenschen gegenüber selbst in die Gefahr der Bestrafung bringen, erziehen wir sie rein vorsichtshalber derart, dass sie sich selbst ein Leben lang unterdrücken.

Dies bedeutet: Für alles, das Sie für sich selbst tun, brauchen Sie keine Disziplin – Sie machen es mit Freude, Interesse, weil es für Sie Sinn macht, aber nicht, weil Sie es müssen.

Disziplin kann Sie nicht dauerhaft vom Trinken befreien, da hier also nur wieder Fremderwartungen erfüllt werden, vor denen Sie in den Suff geflüchtet sind. Disziplinlosigkeit bedeutet also, dass Sie womöglich Ihre Wahrnehmungsfähigkeit gar nicht durch Betrinken betäuben müssen.

Und damit schlagen wir wieder die Brücke zum Alkohol, denn der wirkt zunächst bei allen Säugetieren sehr ähnlich: Die Reaktionszeit verzögert sich und die Muskeln erschlaffen. Irgendwann schläft der Organismus ein. Das können Sie beim Pferd, bei der Ratte und beim Hund beobachten. Doch zusätzlich geschieht vor Eintritt der Müdigkeit noch etwas anderes, das man sogar bei Elefanten, Affen und Schweinen beobachtet hat: Das Verhalten ändert sich. Einige Areale der differenzierten Großhirnrinde werden blockiert. Nicht nur Witze, sondern generell die Gefühle, Erwartungen und Bedürfnisse anderer werden nicht mehr deutlich wahrgenommen. Die Fähigkeit zur Disziplin, zur Selbstunterdrückung zugunsten von Fremderwartung, erlischt. Man könnte auch sagen: Alkohol sorgt dafür, dass man »mehr bei sich« ist.

Die Psychoanalyse kennt die »Primärpersönlichkeit« (»wahres Ich«) und die »Sekundärpersönlichkeit« (»kontrolliertes Ich«). Hinter dem kontrollierten Alltagsverhalten gibt es demnach noch ein »wahres Gesicht«, welches zum Vorschein kommt, wenn die Kontrolle wegfällt. »In vino veritas«, im Wein liegt die Wahrheit, sagten die alten Lateiner. Ich persönlich möchte vorschlagen: Was beim Betrunkenen zum Vorschein kommt, wenn er nach vier Schnäpsen der Kellnerin in den Po kneift, nach sechs Bier seine Kinder schlägt und nach einer Flasche Wodka das Haus des Nachbarn anzündet oder einen Heulkrampf kriegt, ist nicht das »wahre Ich«, sondern die Überkompensation einer misshandelten und gequälten Seele, die nun völlig enthemmt versucht, ihren inneren Frieden durch längst fälligen Ausgleich wiederzuerlangen. Besser wäre es, wenn dieser Ausgleich rechtzeitig, ohne Drogen und in gesellschaftlich akzeptierter Form stattfände, etwa durch Meinungsaustausch, Debatten, Diskussionen oder auch meinetwegen durch Großveranstaltungen, bei denen man einmal gesellschaftlich kontrolliert »Dampf ablassen« kann, wie etwa beim Schützenfest, im Fußballstadion oder auch bei Rockkonzerten (wobei selbst hierbei vermehrt Alkohol getrunken wird, vermutlich um die Schwelle zum ungehemmten Verhalten zu durchbrechen). Noch besser wäre allerdings, wenn dieser Druck gar nicht erst aufgebaut würde. Wie unsere Gesellschaft das hinbekommen könnte, beschreibe ich in meinem Ratgeber »Zu viel Erziehung schadet!«. Im Grunde brauchen wir unseren Kindern einfach nur vertrauen, dass sie, wenn sie in ihren Eltern taugliche Vorbilder sehen, bei denen sie sich verstanden, gefördert und in Sicherheit fühlen, selbst ein glückliches und gesundes Leben im Miteinander und in Selbstentfaltung leben werden. Stattdessen zwingen wir sie zu bestimmten Verhaltensweisen, die den Kindern nicht sinnvoll erscheinen, nur damit sie als Angestellter in irgendeinem Betrieb für eine geringe Bezahlung ihre Würde und Gesundheit opfern. Kein Wunder, dass so viele Menschen in den Rausch flüchten. Und wenn die Ablenkung vom Elend nicht in Alkohol besteht, dann in Netflix und Co., Facebook, Instagram, Fast Food, Schokoriegeln, Pornos, Sport- und Karnevalsveranstaltungen oder Spielotheken. »Ventilsitten« nennen das die Soziologen. Brot und Spiele gaben die alten Römer schon dem Volk, um es ruhig zu halten. Das funktioniert auch heute noch.

‰ DER ALKOHOLKONSUM

DIE VERSCHIEDENEN TRINKERTYPEN

Schon lange wird versucht, die verschiedenen Trinkertypen begrifflich zu fassen. Die gängigste Klassifizierung stammt aus dem Jahre 1960 von dem amerikanischen Forscher Dr. Elvin Morton Jellinek (1890–1963), der übrigens kein Arzt war, aber als Erster dem Alkoholmissbrauch krankhaften Charakter unterstellte. Aus den 2.000 Fragebögen anonymer Alkoholiker leitete er fünf Prägnanztypen ab:

Alpha-Typ
Beim *Alpha-Trinker* ist das Trinkverhalten vorwiegend psychisch motiviert, d.h. er trinkt besonders in Stress-, Konflikt- oder Problemsituationen. Mengenkontrollverluste gibt es bei ihm kaum. Im Vordergrund steht die psychische Abhängigkeit.

Beta-Typ
Der *Beta-Trinker* (auch Gelegenheitstrinker) trinkt vor allem bei gesellschaftlichen Anlässen, allerdings besteht bei ihm die Tendenz, alltäglich bzw. immer öfter solche Gelegenheiten vorzufinden.

Gamma-Typ
Beim *Gamma-Trinker* steht wie beim Alpha-Trinker die psychische Abhängigkeit im Vordergrund. Allerdings treten bei ihm gehäuft Kontrollverluste auf. In diesen Phasen konsumieren die Betroffenen derart viel Alkohol, bis aufgrund der Schwere des Rausches keine weitere Alkoholzufuhr mehr möglich ist.

Delta-Typ
Der *Delta-Trinker* ist vorwiegend in Regionen anzutreffen, in denen aus sozioökonomischen Gründen (z.B. in Wein-

bauregionen) häufig Alkohol zur Verfügung steht. Starke Berauschungen und Kontrollverluste gehören nicht zum klassischen Bild dieses Typs. Trinker, die einen bestimmten Blutalkoholspiegel halten, fallen selten auf, da man sie selten mit offensichtlichen Ausfallerscheinungen sieht. Mit der Zeit steigt ihr Spiegel auf Werte, die für andere Menschen tödlich sein können. Sie sind in dem Sinne abhängig, dass sie nur mit Alkohol funktionieren. Ein Sinken des Alkoholspiegels führt zu »Entzugserscheinungen«.

Epsilon-Typ
Der *Epsilon-Trinker* ist durch Perioden extrem starken Trinkens, in denen oft tagelang durchgetrunken wird, und dazwischenliegend oft längeren Phasen des Nichttrinkens gekennzeichnet.

Diese Typisierung ist recht umstritten. Denn außer dem Delta-Trinker, der – ähnlich wie ein Heroinabhängiger – trinkt, um physiologische Funktionsvorgänge aufrechtzuerhalten, finden sich die verschiedenen Trinkertypen fast in der gesamten Gesellschaft wieder. Das würde bedeuten, dass wir in unserem Land mehr Alkoholiker als Nichtalkoholiker hätten, aber – wie oben schon erwähnt – in der Medizin gilt: Wer weitertrinken kann, ohne krank zu werden, war kein echter Alkoholiker!

Es gibt weitere Typisierungen, doch auch sie unterscheiden leider nicht zwischen psychischen und körperlichen Ursachen. In diese Richtung unternahm erst der Österreicher Prof. Dr. Otto Lesch, Universitätsklinik für Psychiatrie in Wien, im Jahr 1992 einen kleinen Vorstoß, indem er empfahl, Alkoholabhängige typenspezifisch zu behandeln und zwischen vier verschiedenen Erkrankungen der Alkoholabhängigkeit mit jeweils unterschiedlichen biologischen bzw. psychologischen Ursachen zu differenzieren.

Ich persönlich spreche statt von Alkoholmissbrauch lieber von einer chronischen Überdosierung, denn Missbrauch klingt etwas nach »falschem Gebrauch«, quasi nach »Zweckentfremdung«. Alkohol wird aber nur sehr selten allein wegen seines Geschmackes getrunken und erst recht selten, um den Durst zu löschen, sondern immer wegen seiner beabsichtigten psychotropen Wirkung. Wenn ein Mensch stets mehr trinkt, als er sich im nüchternen Zustand legitimiert, wenn er seinen Konsum nicht mehr kontrollieren kann, nach dem Konsum mit Scham, Schuldgefühlen und Selbstzweifeln kämpft, wenn er ohne Alkohol nicht das Leben führen kann, was er möchte, mit Alkohol aber ebenso nicht, dann reden wir von einem Alkoholiker. Wenn dann noch die körperliche Anpassung an die Alkoholüberdosierung vollzogen ist, dann schrillen alle Alarmglocken, denn der Mensch ist in echter Gefahr und braucht Hilfe.

Aber ist es nicht bei den allermeisten Menschen doch eher die Angst, alkoholgefährdet zu sein, die das Leben manchmal unerträglich macht?

Sehen wir uns also einmal ein paar Aspekte der nichtbiologischen Seite des Alkoholkonsums an.

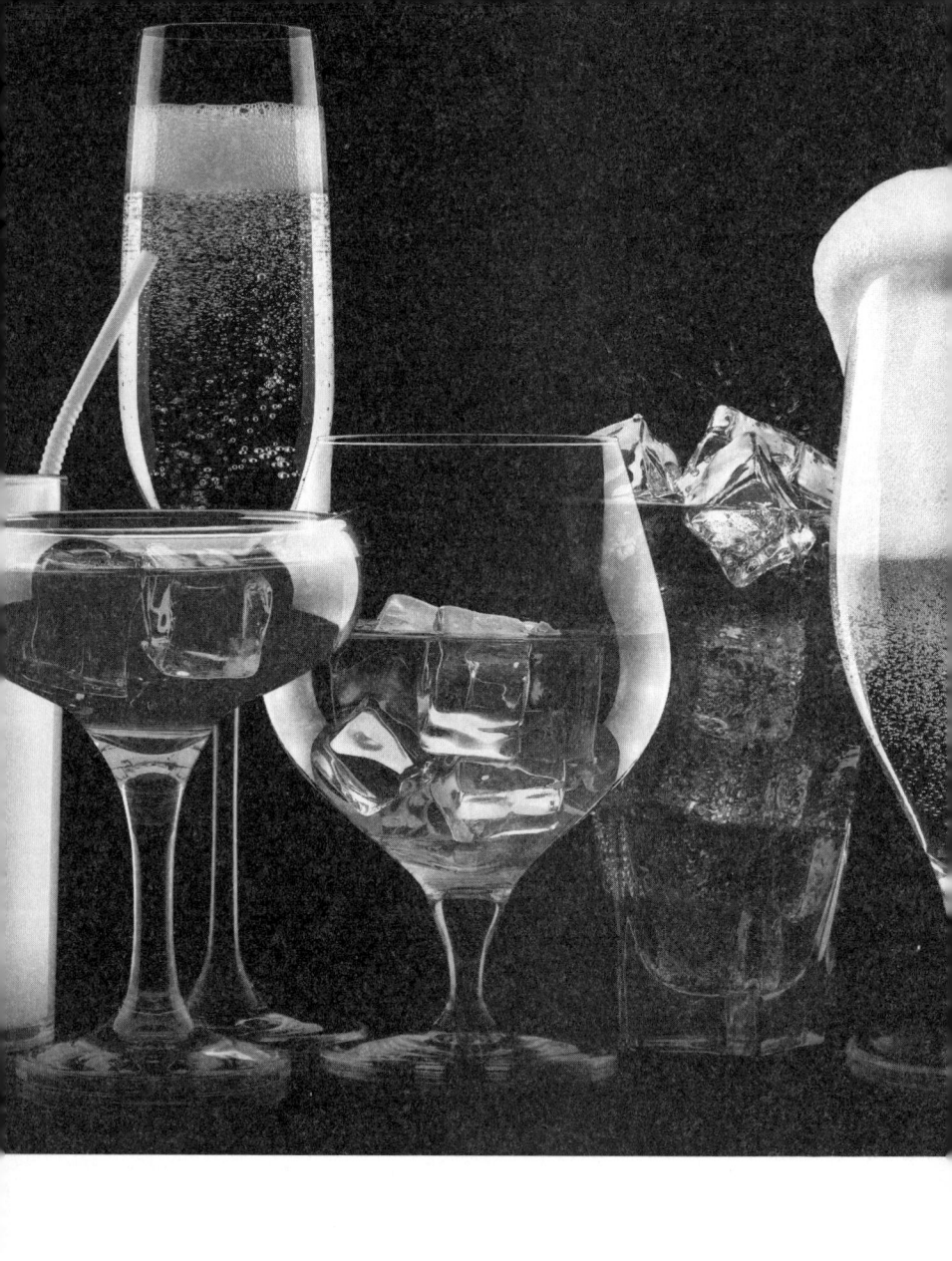

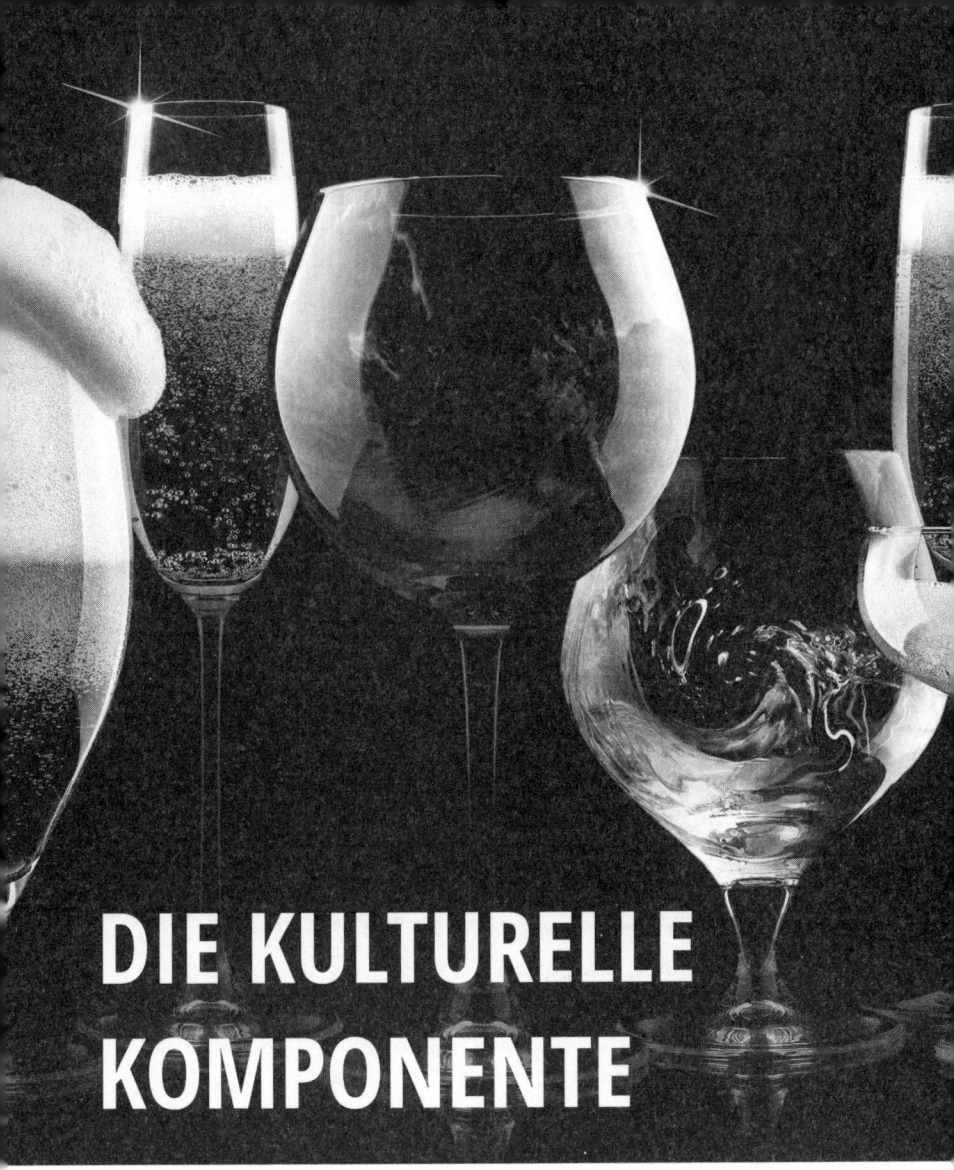

DIE KULTURELLE KOMPONENTE

Eine hilfreiche Überlegung für den Arzt ist immer: Womit hat der Patient sich eigentlich betrunken? Denn wenn es einem (abhängigen) Alkoholiker beim Trinken von Alkohol nicht nur um den Rausch geht (10 g reines Ethanol innerhalb von 15 Minuten würden genügen, um sturzbetrunken zu machen), stellt sich hier doch eine interessante Frage:

‰ DIE KULTURELLE KOMPONENTE

Wozu gibt es eigentlich so viele verschiedene Alkoholsorten? Eine weitere Frage schließt sich an: Wozu wird jährlich fast eine halbe Milliarde Euro für Alkoholwerbung in Deutschland und rund sieben Milliarden Euro weltweit ausgegeben, obwohl doch jeder Teenager genau weiß, wozu das Zeug gut (oder schlecht) ist?

Antwort: Weil es beim Trinken nicht nur um die Wirkung des Alkohols an sich geht, sondern vor allem um das, was der Konsument damit verbindet. Image ist alles – und damit schafft man Marktanteile!

Nehmen wir noch einmal das Beispiel von oben: Sie sehen einen Westernfilm. Zwei knallharte Cowboys sind zum Revolverduell auf der Straße verabredet. Es ist kurz vor »High Noon«. Einer der beiden sitzt sichtlich angespannt und nervös zitternd im Saloon und bestellt beim Barkeeper einen letzten Drink vor dem tödlichen Showdown. Nun stellen Sie sich weiter vor, dieser Revolverheld orderte an der Bar nicht ein Glas Whisky, sondern eine Sektflöte mit Erdbeerschaumwein. Geht gar nicht, oder?

Genauso widersinnig wäre es, bei einer Schiffstaufe eines 1.600-Kabinen-Luxusliners statt der traditionellen Flasche Champagner eine Pulle Eierlikör an die Bordwand zu knallen. Oder können Sie sich vorstellen, dass verschwitzte Bauarbeiter ihren verdienten Feierabend auf dem Bau mit einem Gläschen Amaretto begießen? Nein, oder?

Alkohol hat eine immens wichtige Symbolkomponente, die, obwohl unterbewusst, oftmals der wahre Grund für das Trinken ist. Emotionen steuern zum Großteil das Verhalten. Die biochemische Komponente der jeweiligen Drinks kommt sicherlich ebenfalls dazu. Dies ist für die erfolgreiche Therapie, bei der es um den psychischen Beweggrund des Trinkens geht, von allerhöchster Bedeutung.

SAG MIR, WAS DU TRINKST, UND ICH SAG DIR, WIE DU TICKST

Im Folgenden beschreibe ich ein paar Drinks und deren teils traditionellen soziokulturellen Hintergrund. Dabei ist für die Charakterisierung des Trinkers nicht der gelegentliche Konsum, sondern die Hauptaffinität zur Alkoholsorte ausschlaggebend, also quasi das Stammgetränk. Der zum Getränk passende Trinkspruch am Ende jedes Abschnittes karikiert ein wenig die angestammte, teils unterschwellige Bedeutung des Getränkes.

Schnaps ist zur Schiffstaufe zwar gänzlich ungeeignet, aber dennoch durchaus symbolträchtig. Jede Schnapssorte hat dabei ihre ureigene Bedeutung, von denen ich einige im Einzelnen besprechen möchte. Grundsätzlich gilt: Mit Hochprozentigem ab 38 Prozentvolumen kann man zeigen, wie hart man (in der Regel »Mann«) ist. Schnaps ist mit seiner gesundheits- und körperverachtenden Aussage ein typisch maskulines Getränk. Hart sein, viel vertragen (aushalten) können, das müssen Frauen sich nicht selbst beweisen. Zum einen, weil sie in unserer Gesellschaft nicht ganz so »hart« sein müssen, zum anderen, weil sie viel mehr ertragen können müssen als Männer (ich jedenfalls habe großen Respekt davor, dass eine Frau ganze neun Monate lang im Bewusstsein leben kann, bald unter Schmerzen und Blutverlust ein dreieinhalb Kilo schweres Kind aus ihrem Unterleib zu pressen. Die Vorstellung, dass derweil der Damm reißen könnte und noch nicht einmal eine Vollnarkose gegeben werden darf, wäre sicherlich für viele Männer beängstigend). Frauen, die sich in ihrer Sozialisation mehr nach dem männlichen Pol hin orientiert haben, vielleicht, weil sie mit einem dominierenden großen Bruder aufgewachsen sind, neigen eher dazu zu zeigen, wie maskulin und tough sie sind – und damit ist auch Schnapstrinken öfter Teil ihres Verhaltensrepertoires.

Schnaps: Als besonders kernig und hart – und damit hervorragend zur Demonstration der eigenen Kämpfernatur, ist Schnaps, der im Ruf steht, einen »halb blind« zu machen, wie etwa billiger **Discounter-Fusel.** Das Geschmackserlebnis steht hierbei etwas im Hintergrund. Der 80-prozentige **Stroh-Rum** ist daher bei Jugendlichen als gefürchtete Mutprobe berüchtigt. So viel Alkohol – wer das aushält, gehört doch wohl zu den Härtesten unter der Sonne. Seit einiger Zeit gibt es in deutschen Supermärkten sogar aus Polen importierten **Trink-Spiritus** mit 95 Prozent. Das lässt sich wohl nur noch mit Kerosin toppen. Wer das »Desinfektionsmittel«-Besäufnis ohne Kotzen überlebt, ist sich der Anerkennung (gegebenenfalls auch durch den Notarzt) sicher.

Schnaps? »*Ex und hopp, in den Kopp!*«

Whisky: Im Gegensatz hierzu zeigt sehr **teurer Schnaps** an, wie hart man sich sein Geld erarbeitet hat; Luxusschnaps, etwa eine Reserva-Abfüllung eines 24-jährigen **Single-Malt-Scotch**, betont die eigene Exklusivität. Man beweist (oder simuliert) viel Know-how und genießt mit feiner Zunge, wobei die »Weichlinge« sich nur schütteln würden. In mitunter überaus erfolgreichen amerikanischen Serienfilmproduktionen sieht man den eiskalten Rechtsanwalt Harvey Specter, den Selfmade-Milliardär Bobby Axelrodt oder gar den Teufel persönlich, Lucifer Morningstar, nebenbei **Whisky** schlürfen, bei dem ein Glas schon das Monatsgehalt eines Durchschnittszuschauers verschlingen würde. »Ich bin nicht nur hart, sondern auch gerissen und sehr erfolgreich«, lautet hier die implizierte Botschaft. Angesichts des Wernicke-Korsakoff-Syndroms – einer mutmaßlichen Spätfolge des Alkoholismus, bei der Gehirnregionen zerstört werden und sowohl Gedächtnis- als auch kognitive Fähigkeitsverluste auftreten – erhält diese Aussage eine recht makabere Wendung.

Whisky? Ein wortloses leichtes Anheben der Trinkhand ersetzt den Trinkspruch: »*Der Genießer schweigt.*«

Kornbrand: Beim Trinken vom typischen Arbeiter- und Bauernschnaps geht es dabei wohl weniger um das Image, sondern noch eher um den Alkohol an sich. Er ist preisgünstig, hochprozentig, und das Marketing dafür ist eher bodenständig und unauffällig, weshalb er auch bei physiologisch abhängigen Trinkern nach einer Weile, wenn es nur noch um das Vermeiden vom morgendlichen Zittern geht, die erste Wahl sein dürfte. Was allerdings nicht so bekannt sein dürfte, ist, dass es auch extrem hochpreisigen Premium Kornbrand gibt. Der dürfte aufgrund seiner Reinheit seine Fans unter den Puristen haben. Aber grundsätzlich ist Korn wohl eher das Markenzeichen der Spiegeltrinker.

Korn? »*Prösterchen!*«

Wodka: Er geht einen Schritt weiter und wird mit trinkfesten Russen assoziiert. Damit kann man seine eiskalte Selbsthärte zum Ausdruck bringen. Weder Väterchen Frost noch die Stockhiebe von Iwan dem Schrecklichen können einem echten Wodkatrinker etwas anhaben, so zumindest die Botschaft, die dem Kartoffelschnaps anhaftet. Dass man nur deshalb Wassergläser davon trinken kann, ohne sofort ins Delirium zu fallen, liegt allerding nicht so sehr daran, wie trinkfest man ist, sondern dass Wodka generell nicht so starke Trunkenheitserscheinungen hervorruft.

Wodka? »*Nastrowje!*«

Cognac: Der Cognac hingegen wird mit der Botschaft beworben, wie gesittet, kontrolliert und wohlhabend der Genießer ist. Der französische Branntwein aus dem Städtchen Cognac im Südwesten Frankreichs wird gern zu einer Zigarre getrunken. Das vermittelt das Gefühl von Wohlstand, Anstand und Eleganz und ist damit hervorragend als Angebergetränk geeignet.

Cognac? »*À ta santé!*«

Tequila und Mezcal: Das ist der Wodka Mittelamerikas. Keine mexikanische Verbrecherbande überfällt eine Stadt, ohne nicht vorher literweise Tequila getrunken zu haben; zumindest haftet ein solches Image dem Agavendestillat an. Tequila, der übrigens die bekannteste Unterart des Mezcal ist, darf nur in bestimmten Regionen Mexikos und nur aus der Blauen Weber-Agave hergestellt werden. Der Herstellungsprozess ist eigentlich recht aufwendig, was dazu führt, dass Agavenschnaps hochwertig und daher hochpreisig ist. Mezcal, was in der Aztekensprache »gekochte Agave« bedeutet, haftet der Mythos an, es befinde sich ein Wurm in der Flasche. Zum einen ist es kein Wurm, sondern die weiße Raupe des Schmetterlings der Gattung Meocuiles, beziehungsweise Chilocuiles als rote Raupe, und zum anderen ist es wahrscheinlich nur ein Marketinggag eines mexikanischen Studenten aus den 1940er-Jahren gewesen. Die Raupe befindet sich laut Kennermeinung nur im Mezcal von minderer Qualität. Aber da wir ja nicht in Mexiko sind, trinkt der Alkoholiker Agavenschnaps nicht wegen seiner Qualität, sondern wegen seines verruchten Images.

Tequila? »*Caramba!*«

Raki, Ouzo und Sambuca: Die für den deutschen Alkoholiker etwas exotischen Schnäpse haben eine leichte Komponente von moralischer Legitimation, denn in den jeweiligen Herkunftsländern Türkei, Griechenland und Italien pflegen Gastronomen die Sitte, nach der Mahlzeit dem Gast einen solchen Schnaps anzubieten – wer kann da schon Nein sagen, das würde den Gastgeber schließlich beleidigen. Also bechert man auch hierzulande munter das hochprozentige Feriengesöff ohne schlechtes Gewissen; die Botschaft »Ich bin im Urlaub und genieße die wohlmeinende Freundlichkeit eines Gastgebers« wird mitgetrunken. Obwohl in den Herkunftsländern die anishaltigen Brände ein Kulturgut mit Tradition sind, kippt der Deutsche den Schnaps zur Unterstützung der Verdauung in den Hals.

Raki, Ouzo und Sambuca? »*Runter damit!*«

Absinth: Das geistige Getränk der Künstler und Hobbysatanisten enthielt nicht nur 68 Prozent Alkohol, sondern auch den halluzinogenen Wirkstoff Thujon. Entwickelt wurde »die grüne Fee« im 18. Jahrhundert in der Schweiz als Heilmittel. Ende des 19. Jahrhunderts war Absinth das Erkennungszeichen des expressionistischen Künstlers. Sowohl Maler als auch Schriftsteller und Musiker frönten dem Elixier der Wahnvorstellungen und hinterließen seine bizarre und düstere Handschrift in vielen Werken.

Verboten wurde Absinth zwar nicht wegen des Anteils an Thujon, sondern wegen überbordender Alkoholexzesse und des Drucks der französischen Weinlobby, die sich gegen die Konkurrenz wehren wollte,[18] aber der Kult um das Getränk wurde dadurch erst recht befeuert. Seit 1981 ist Absinth in Deutschland zwar wieder erlaubt, aber nur ohne Thujon. Erst als 1991 die EU den Grenzwert auf eine unwirksame Dosis von 10 mg pro Kilo festlegte, wurde das Getränk wieder marktreif. Befeuert durch Kinofilme mit beliebten Stars, wie »Sherlock Holmes« mit Robert Downey jr., »Moulin Rouge« mit Kylie Minogue oder »From Hell« mit Johnny Depp rückt Absinth mit Unterstützung durch die Alkohollobby wieder ins Bewusstsein der jungen Generation. Wer also trinkt Absinth zur Kompensation? Intellektuell Unterschätzte, verkannte Künstler und alle, die am Image des geheimnisvollen Düsteren, Makaberen und der entfesselten Sexualität teilhaben wollen.

Absinth? »*Salut!*«

Rum: An was denken Sie bei Rum? An Inuit, die in ihren Iglus einen Grog zum Aufwärmen trinken, richtig. Aber vor allem doch wohl an Piraten und bei weißem Rum an karibische Sandstrände. Rum ist das Urlaubsgetränk der exotischen Outlaws und Partypeople. Natürlich wird Rum selten pur genossen, sondern mit Cola, Red Bull oder Saft gemischt. Man will ja eigentlich gar nicht den Alkohol, sondern nur dessen Bedeutung konsumieren. Und das ist eben die Abgeschiedenheit einer Kokosinsel, bei der paarungsbereite Hipsters sich gut gelaunt betrinken, ohne dass die Elterngeneration einen dabei stört.

Rum? »*Arriba, a bajo!*« (Spanisch für »hoch und runter«)

Gin: Nach der erfolgreichen Treibjagd trinkt der englische Lord mit dem befreundeten portugiesischen Großgrundbesitzer einen Gin. Teuer muss er sein, von normalen Kostverächtern nicht gemocht muss er sein. Dann entfaltet der Gin das Gefühl, man stehe über den Dingen. Gin ist von Anwälten und Börsenmaklern gern getrunken, um sich nach Feierabend den Schmutz der einfachen Leute, mit denen man sich den ganzen Tag über abgeben musste, vom Anzug zu putzen. Der natürliche Tod dieser Spirituose wäre Fernsehwerbung mit krakeelenden Techno-Freaks. Gin ist edel, ein gepflegter Drink der Erhabenheit. Dass der Wacholderschnaps eigentlich nur aus aromatisiertem Agraralkohol besteht, ist zwar etwas unrühmlich, aber zum Glück kaum bekannt.

Gin? »*Toast!*«

Likör: Mit mittlerem Alkoholgehalt von 15 bis 40 Prozent ist Likör eine Art »Pseudoschnaps« im obigen Sinne. Hinzu kommen aber eine besondere Geschmacksnote und ein hoher Zuckergehalt. Daher ist Likör eher eine Art Süßigkeit für Erwachsene denn ein spirituöses Getränk und wird als Stammsorte wohl eher von Frauen oder femininen, bis infantilen Männern konsumiert. Mit Sahnelikör, Eierlikör oder Wodka-Feige gönnt man sich ein »Leckerchen« und lässt mithilfe des nicht zu verachtenden hohen Alkoholgehalts den Alltag in zweifacher Hinsicht hinter sich. Ein Drink zum Angeben ist Likör jedenfalls nicht, sondern eher zum Trösten, Flirten oder Herumspielen. Das wissen auch die Hersteller von Likören, denn oftmals finden sich kleine Trinkspiele auf den Deckeln und Verpackungen ihrer Produkte. Die Namen der Spirituosen sind oft frivol-humoristisch und wirken daher verharmlosend. »Ich darf lustig

‰ DIE KULTURELLE KOMPONENTE

und albern sein«, ist hier die Aussage. Da Frauen aufgrund des höheren Körperfett- und damit geringeren Wasseranteils nur etwa die Hälfte der für Männer unschädlichen Alkoholmenge verkraften können, sie aber eher zu Likör als beispielsweise zu Bier greifen, verlieren Drinks wie der »Schlüpferstürmer« (Wodka-Kirschlikör) und die »Geile Mieze« (Whisky Cream-Likör) angesichts der möglichen organischen Spätfolgen wie Speiseröhrenkrebs und Leberzirrhose jedoch ihre Lustigkeit, wenn man mal genauer darüber nachdenkt. Reiner **Kirschlikör** wird möglicherweise noch von Senioren konsumiert, weil reife Kirschen an die Sommer ihrer Kindheit und an deren Großeltern, die daraus Likör gemacht haben, erinnern.

Likörchen? *»Einer geht noch rein!«*

Wein: Wie beim Schnaps kommt es auch hier sehr auf die Preislage an. Die Hauptaussage des Weintrinkens ist »Kultiviertheit« (ein Image, dass die Bierbrauer gern für ihr Gebräu hätten). Wein ist das antike Getränk der Götter – je antiker (älter), desto göttlicher und natürlich auch teurer (gilt vor allem für Rotwein). Mit Wein kann der »Kenner« zeigen, dass er »einen edlen Tropfen« zu schätzen weiß und sich diese Kennerschaft leisten kann. Ein Freund von mir erlebte einmal, wie ein Abteilungsleiter aus seiner Firma bei einem Geschäftsessen (das nicht er, sondern die Firma bezahlte) im Restaurant eine Flasche Chablis Grand Cru für 200 Euro nach kurzem Probieren mit den Worten »Der ist verkorkt« zurückgehen ließ. Dass jener angebliche »Weinkenner« bislang nur als eher wahlloser Biertrinker galt und einen Riesling nicht von einem Chardonnay unterscheiden konnte, gab der Situation die besondere Würze. Mit Wein kann man eben angeben – auch noch als Obdachloser unter einer Brücke. Bei den antiken Kulturen etwa war Wein im Gegensatz zu Bier den gehobenen Gesellschaftskreisen vorbehalten, Bier war damals schon das Arbeiter-Getränk.

Udo Jürgens, der sich offenbar sehr viel mit dem Thema Alkohol beschäftigt hat, besingt schmachtend den »griechischen Wein« als »Blut der Erde«, denn im Gegensatz zum **Weißwein**, der gut zu der vornehmen Blässe des europäischen Adels passt, hat **Rotwein** zudem noch eine romantische Note: Denken Sie an Südamerika; was wäre der Tangotänzer ohne seinen Vino tinto? Ein wenig Sehnsucht nach südlichen fernen Ländern prägt das Image des Rotweins mit.

Wein? *»Zum Wohle!«*

Sekt: Nur Wein mit Kohlensäure? Nein, denn wahrer Sekt ist teuer. Wenn der spritzige Sekt nicht im Tank, sondern in der Flasche gegoren ist und aus einer bestimmten französischen Region stammt, kann man sicher sein, damit fast jeden beeindrucken zu können. »Oh, Champagner!«, hört man beim Beschenkten – unabhängig davon, ob der glückliche Empfänger den Unterschied zwischen Flaschengärung und Drucktankgärung kennt, geschweige denn herausschmeckt. Biochemisch hat Sekt durch seinen Kohlensäuregehalt auch eine leicht blutdrucksteigernde Wirkung – aber zum einen hat Mineralwasser diese auch und zum anderen betrinkt sich wohl kaum ein Mensch mit Sekt als Hypertonikum. Sekt steigert schnell die gute Laune, weshalb er tatsächlich bevorzugt von Frauen getrunken wird. Schampus soll – ähnlich wie Zigarren übrigens auch – Reichtum zeigen. Je größer die Wunschvorstellung nach sozialer Etikette, desto offensichtlicher der verschwenderische Umgang mit Sekt. Das Londoner Luxushotel *The*

‰ DIE KULTURELLE KOMPONENTE

Cadogan bietet seinen Gästen für 30.000 Euro ein Vollbad in Champagner an. Die Nachfrage ist groß, sagt Lee Jones, Marketingdirektor des Hotels.[19]

Sekt? »*Auf uns!*«

Bier: Noch immer gibt es (vor allem deutsche) Brauereien, die versuchen, ihrem Bier das Image des Chefgetränkes anzuheften. Dabei weiß doch fast jedes Kind, dass Bier das Getränk der Baustellen und Kirmeszelte ist. Die »Könige unter den Bieren« haben es eigentlich nie so richtig auf den Thron geschafft und trotz massiver Werbung herbe Imageverluste erlitten. Sogenannte Premium-Pilsener stoßen im Getränkemarkt ohne Kampfpreise und Sonderangebote vermehrt auf Absatzschwierigkeiten. »Solidarität unter Gleichgestellten und die Belohnung nach einem harten Tag«, dafür eignet sich kein anderes alkoholisches Getränk so sehr wie Bier. Wer Bier trinkt, will nichts Böses, das erkannte auch eine Sauerländer Brauerei und warb mit dem Slogan: »Wir führen Gutes im Schilde.« »Auf uns Männer«, tönte unlängst ein Werbespot von einer norddeutschen Brauerei, für nüchterne Kinderohren ungeschützt, tagtäglich im Radio. Bier ist Solidaritätsangebot und -einforderung zugleich. Ein gutes Beispiel hierfür ist die bayerische Bierzeltkultur, die sogar eine politische Dimension hat: So ist das Anzapfen des ersten Oktoberfest-Fasses durch den Oberbürgermeister von München ein Medienereignis, und kein Ministerpräsident kann am »Politischen Aschermittwoch« auf den Auftritt vor bierseligem Publikum verzichten. Natürlich stößt man auch manchmal in Chefetagen mit Bier an, aber eben nicht, um den Erfolg des Unternehmens zu begießen, sondern um sich untereinander zu verbrüdern.

Bier ist übrigens ein Getränk, das man getrost mit einem Fremden trinken kann, ohne dass es als anstößig, intim oder verbindlich angesehen wird.

Bier? »*Hopfen und Malz, Gott erhalt's!*«

Starkbier: Es trägt, wie etwa das Trappistenbier aus Belgien, welches es sogar auf einen Alkoholgehalt von bis zu 12 Prozent bringt, allerdings noch eine andere Botschaft: Kloster, Logen, Geheimbünde, dort kreisen die Krüge mit dem dunkelbraunen malzigen Trunk. Solche Biersorten werden tatsächlich von Fans besonders düsterer Rockmusik, wie etwa Doom-Metal, von Rollenspielern oder auch von Mittelalterfans getrunken. Die passende Kulisse sind Kellergewölbe mit geheimem Zugang. Oben in den Audienzsälen des Vatikans kreist der Kelch mit dem Blut Christi und ein paar Stockwerke darunter schlürft der Mönch nach der rituellen Selbstgeißelung seinen Starkbiertrunk. Der Trappistenbiertrinker partizipiert am Mythos der Gemeinschaft der heimlichen Eingeweihten.

Starkbier? »*Ergo bibamus!*« (Lateinisch für »Lasset uns trinken!«)

Obstbrände: Es ist das Bauerngetränk schlechthin. Man stelle sich eine traditionelle Hochzeit in der Bauernschaft in den letzten Jahrhunderten vor. Festliche Kleidung, Blumenkränze, sonniges Wetter, frisches Brot und der Selbstgebrannte aus den eigenen Obstbeständen werden feierlich hervorgeholt. Ein guter Tropfen zum guten Anlass, denn Importiertes und Dazugekauftes, dazu reicht der Geldbeutel nicht. Obstbrände sind bodenständig, ehrlich, quasi ein flüssiges Erntedankfest. Und genau aus diesen Gründen trinkt man ihn. Nicht versnobt, nicht verwöhnt, aber heute einmal ein wenig feierlich.

Obstler? »*Auf gute Gesundheit!*«

Alkopops: Das sind sehr generationsspezifische alkoholische Getränke. Hiermit distanziert sich eine ganze Generation von den Trinkgewohnheiten der Eltern, zumal der von Ungeübten als unangenehm empfundene Alkoholgeschmack durch Fruchtaromen fast völlig kaschiert wird. »Durstlöschen mit Spaß unter Gleichgesinnten«, so lautet die in der Werbung kommunizierte Hauptaussage. Dahinter steht der Wunsch nach dem »Anderssein«. Traditionelle Drinks wirken im Vergleich zu Alkopops fast spießig. Denken Sie an Christiane F., die in Kai Herrmanns Buch: »Wir Kinder vom Bahnhof Zoo« bereits 1978 immer wieder betonte, wie sehr die »Alkis« von den »Drogis« verachtet würden. Obwohl die im Jahr 2004 von der Bundesregierung eingebrachte Sondersteuer für Alkopops diese zwar fast vom Markt fegte, soffen die Jugendlichen aber mit 50 Gramm Alkohol pro Kopf trotzdem im Durchschnitt sogar mehr als je zuvor: u.a. selbst gemachte Mischgetränke, die es sonst nirgendwo gibt. Abgesehen von dem süßen Geschmack der verwendeten Limonaden, die das bittere Hopfenaroma überdecken, könnte der Hauptgrund dafür die Verachtung für die etablierten Trinker mit ihren etablierten Getränken sein. Besser selbst panschen, als brav die biederen Standard-Drinks der Elterngeneration schlürfen. Echt »cool«, den staatlichen Regelversuch zu umgehen – und lebensgefährlich, wie die Statistiken schließlich zeigen.

Alkopop? »...!« (Egomanen bringen keinen Trinkspruch aus. Sie trinken einfach vor sich hin, während sie dabei Selfies posten.)

Whisky-Cola, Wodka-Red-Bull: Hier zeigt sich deutlich, welche Aussage die Mischerei hat: Gehen Sie in Gedanken ein paar Jahre zurück in die Fünfziger. »Kinder dürfen keine Cola haben«, klingelt doch wohl noch jedem im Ohr. Und was macht die ehemals unterdrückte Jugend, wenn die Autorität abgemeldet ist? Richtig! Überkompensieren und literweise das verbotene Zeug (»Ist da eigentlich Kokain drin?«) früher mit Asbach, später mit Whisky mischen – und fertig ist die Party. Nun sind die ehemaligen Berufsjugendlichen bereits die Großeltern von Partykids, und damit ist Whisky-Cola für die heutige Generation stinklangweilig. Kein Problem für den österreichischen Getränkehersteller Dietrich Mateschitz. Er gründete 1984 die Firma Red Bull, verkaufte unter diesem Markennamen ein herkömmliches thailändisches Erfrischungsgetränk mit viel Zucker, Koffein und Taurin und sorgte dafür, dass letztere Substanz mit etwa einem Anteil von 0,4 Volumenprozent bei den Gesundheitsämtern schnell ins Fadenkreuz der Aufmerksamkeit geriet. Taurin gilt nämlich in einigen Staaten als Arzneimittel und führte im Tierversuch dazu, dass einige Ratten Probleme mit dem Natriumhaushalt bekamen; so wurde es nicht nur verbotsreif für den französischen Markt, sondern sollte zudem laut Medizinerempfehlung nicht mit Alkohol gemischt werden. In manchen Ländern findet sich auf den Dosen der Warnhinweis »nicht mit Alkohol mischen«. Zwar befindet sich sowohl in Katzenfutter als auch in Muttermilch Taurin, aber das Image des »für Kinder verboten« ist nun unauslöschlich mit der »Gummibärchenbrause« verknüpft. Und damit ist Red Bull hervorragend geeignet, um Renitenz zu demonstrieren. Wer von den ganz Harten lässt sich denn schon irgendetwas von einem Arzt verbieten. Pah! Wodka oder Jägermeister dazu, fertig ist das Trotzgetränk der Enkel der Asbach-Cola-Fraktion. Ein Rekordumsatz von über acht

‰ DIE KULTURELLE KOMPONENTE

Milliarden Euro im Jahr 2021 spricht für sich. Mateschitz hat es mit seinem massiven Extremsportsponsoring für Mountainbiking, Fallschirmspringen, Bobfahren, Bungee-Jumping u. Ä. geschafft, dass seine Brause, die auf einem beliebten anregenden Getränk aus dem Zweiten Weltkrieg basiert, auch ohne Alkohol das Gefühl vermittelt, man hätte etwas getrunken, das nichts für Weichlinge ist. Japanische Soldaten gossen sich das Taurin-Coffein-Getränk gegen Müdigkeitserscheinungen im Kampfeinsatz hinter die Binde. Deswegen vielleicht verleiht es angeblich Flügel.

Red Bull? »*Banzai!*«

Kräuterlikör: Damit ist *der* Kräuterlikör gemeint, also der mit dem Hirsch, denn nur dieser eine schlägt interessanterweise bei einer ähnlichen Zielgruppe wie der rote Bulle auf. Alles andere ist uncool. Jägermeister, einst ein »Getränk der alten Herrschaften«, so der Markenexperte Prof. Dr. Karsten Kilian, wurde durch geschicktes Marketing vom Neffen des Firmengründers zum Inbegriff modernster Partykultur. Snowboarder, Techno-DJs und scheidende Junggesellinnen stürzen das Kräutergetränk herunter wie Wasser zur Tablette. Einen Kräuterlikör als Partydroge zu verkaufen und damit Tausende von jungen Menschen das Gefühl zu geben, sie seien am Puls der Zeit, ist schon ein wahrer Geniestreich.

Jägermeister? »*Von der Mitte zur Titte zum Sack, zack zack!*« (Vulgär für »anheben, trinken und wirken lassen.«)

Testen Sie doch mal Ihr frisch erworbenes Wissen: Welcher Typus trinkt denn wohl »Martini – geschüttelt, nicht gerührt«? Richtig: der smarte Geheimagent. Unbesiegbar, clever, sexy und vor allem cool. »*Chinchin!*«

Jetzt wissen Sie auch, warum der Werbeetat der Alkoholindustrie mit über 500 Millionen Euro jährlich in Deutschland so unerhört hoch ist: Man muss dem Trinker schließlich mitteilen, wie er sich fühlen soll, wenn er ein bestimmtes Produkt konsumiert. Ohne diese Information würde er einfach nur betrunken. Oder um den Werbeslogan einer deutschen Traditionslimonade mit Fantasienamen bloßzustellen: »Image ist nichts – Geschmack ist alles!«
»Ja, von wegen!«, sage ich da nur.

Apropos Limonade: Es lohnt sich übrigens, auch einen kurzen Blick auf die alkoholbefreiten Getränke zu werfen: Ob Bier, Wein oder Sekt, die jeweilige oben beschriebene Bedeutung bleibt auch ohne Alkohol erhalten, wenngleich auch nur in stark abgeschwächter Form. Es gelingt den Brauereien nur mit Mühe, alkoholfreies Bier zu etablieren, weil »echt« muss es sein. Von den rund 7000 Biersorten sind nur zehn Prozent alkoholfrei, und diese nehmen nur einen Marktanteil von sieben Prozent ein – und das wiederum auch nur, weil die Mischgetränke einen sehr starken Zuwachs haben.

Bier bleibt der »Klassenhobel«, Sekt die »Angeberbrause« und Wein der »Kulturorden« – ob mit Ethanol oder ohne interessiert aber dann, wenn es mal wieder darum geht, wer der Härteste ist. Kein Alkohol – kein Härtezeugnis. Der Preis für diese soziale Anerkennung ist eine weiche Birne und eine Leberzirrhose. Allerdings sollte man wissen, dass die Leberschäden gar nicht vom Alkohol selbst erzeugt werden, sondern »von den Mykotoxinen der Schimmelpilze, die auf Mais, Gerste, Obst und Traubenmost herumschwimmen«, so Udo Pollmer. Der Schimmel würde zwar vor der Verarbeitung der Rohstoffe abgeschöpft, aber bis dahin sei einiges durchgesickert, was sich im Nachhinein nicht mehr so ohne Aufwand nachweisen lässt.

‰ DIE KULTURELLE KOMPONENTE

WIE SIE TROTZ ALKOHOL IHREN FÜHRERSCHEIN BEHALTEN

Und wo wir gerade beim Thema Kultur sind: Andere Kulturen gehen unterschiedlich mit dem Thema Alkohol im Straßenverkehr um. Derweil in Polen bereits ab 0,2 Promille mit dem Fahren Schluss ist, muss man in Großbritannien erst ab 0,8 Promille zu Fuß nach Hause gehen. Das gilt in Australien ebenso, obwohl das Gerücht umgeht, dass auf den langen endlos geraden Straßen des Kontinents der Bierdosenhalter im Truck nicht fehlen darf. In einigen Ländern, so etwa auch auf Barbados, gibt es erstaunlicherweise überhaupt keine Promillegrenze. Allerdings sollte man noch in der Lage sein, sein Fahrzeug sicher zu führen. Davon kann der deutsche Spiegeltrinker nur träumen.

Hier ist noch ein interessanter Life Hack, der vielleicht so dem ein oder anderen Alkoholgenießer den Führerschein retten könnte. Funktionieren wird das allerdings nur, wenn Sie zwar Alkohol getrunken haben, aber nicht betrunken sind, also Ihr Promillegehalt noch nicht für Schlangenlinienfahrten sorgt, Sie die Kontrolle über das Fahrzeug haben und bei einer Kontrolle nicht zur Blutprobe gebeten werden. Wenn Sie also aus welchen Gründen auch immer mit Alkohol im Blut fahren (etwa weil ihre hochschwangere Frau plötzlich in den Geburtswehen liegt und ins Krankenhaus muss oder weil der Atomkrieg ausbricht und Sie noch rechtzeitig nach Hause wollen), sollten Sie Folgendes wissen:

Frauen haben, wie gesagt, einen höheren Körperfettanteil als Männer, dafür einen geringeren Anteil an Wasser. Daher bauen sie pro Stunde 0,1 Promille ab, während es bei Männern bis zu 0,2 Promille sein können. Da sich Alkohol in Wasser besser löst als in Fett, konzentriert sich der Alkohol im Blut bei Männern etwas weniger als bei Frauen. Deshalb sind Frauen schneller betrunken als Männer, bzw. bleiben es länger bei derselben Menge an getrunkenem Alkohol. In Deutschland gilt die Grenze von 0,5 Promille, das bedeutet, wenn Sie zum Essen ein Viertel Wein oder einen halben Liter Bier bzw. zwei Ouzo trinken, fahren Sie wahrscheinlich straffrei, sofern Sie sich nicht auffällig benehmen oder einen Unfall bauen. Doch machen wir uns nichts vor, wie schnell hat man dann doch noch ein Glas zusätzlich bestellt und müsste eigentlich sein Fahrzeug stehen lassen, obwohl man absolut Herr seiner Sinne ist? Einige körperlich abhängige Alkoholiker, die ich gesprochen habe, sagten durchweg, dass sie nüchtern ein viel größeres Verkehrsrisiko darstellen würden als mit ihrem »Spiegel«, der durchaus bei konstant 2,5 Promille liegen kann und bei dem die Betroffenen ein völlig unauffälliges Verhalten an den Tag legen. Ab 1,1 Promille gilt man als fahruntüchtig – unerheblich, wie man tatsächlich fährt. Für Radfahrer gilt übrigens 1,6 Promille. Alkoholtests bei allgemeinen Verkehrskontrollen sollen die Verkehrssicherheit feststellen.

Wie bekommt man nun ein makelloses Ergebnis hin, wenn man bei einer Polizeikontrolle herausgewunken und zum »Pusten« aufgefordert wird?

Man muss einfach nur wissen, dass die Alkoholtestgeräte ja nur den Alkoholgehalt in der Atemluft messen können. Wenn Sie also rechtzeitig fünf bis sechs besonders tiefe Atemzüge ein- und vor allem besonders gründlich wieder ausatmen, bevor Sie den Pustefix ansetzen, hat sich der Alkoholgasgehalt in der Atemluft deutlich reduziert. Vorsicht: Atmen Sie tief und langsam! Hyperventilieren Sie nicht, denn das kann sich auf das Messergebnis auswirken und ist nicht erlaubt. Außerdem werden Sie sonst noch ohnmächtig und müssen ins Krankenhaus – und dann kommt auf jeden Fall die Blutprobe. Achten Sie bei der Atmerei zum einen darauf, dass Sie nicht bei geschlossenen Wagenfenstern atmen, sonst riecht Ihre Karre wie eine Dorfkneipe nach Feierabend, das macht jeden Polizisten misstrauisch. Antworten Sie bei der Frage, ob Sie Alkohol getrunken haben, auch nicht mit Nein, denn wenn der Blasomat doch noch etwas anzeigen sollte, ist sofort klar, dass Sie geflunkert haben. Sollten Sie unmittelbar vor der Kontrolle Alkohol getrunken haben, bitten Sie um einen Testaufschub von 15 Minuten. Atmen Sie auch bloß nicht vor den Augen der Polizisten, die kennen den Trick – spätestens seit Erscheinen dieses Buches.

Ein Nebeneffekt des tiefen Abatmens von Alkoholgas ist übrigens, dass Sie damit Ihren Alkoholabbau beschleunigen, wie der kanadische Forscher und Anästhesist Dr. Joseph A. Fischer herausfand. Alkoholgesättigtes Blut versucht nämlich, so schnell wie möglich wieder an Sauerstoff heranzukommen, und daher wird ein Teil des Blutalkohols zusammen mit Kohlendioxid wieder ausgeatmet.

Vielleicht ist Ihnen noch die Geschichte in Erinnerung, in der Sonya Kraus in der ZDF-Freitagabendshow »Das will ich wissen« bei Markus Lanz im November 2008 in einer Badewanne gefüllt mit Champagner planschte und anschließend beim Alkoholtest 2,6 Promille ins Röhrchen blies, ohne einen Schluck getrunken zu haben. Der Alkohol wurde nicht, wie vermutet, durch die Haut aufgenommen, sondern befand sich nur in der Atemluft. Daher konnte sie auch, nachdem Sie aus dem Bad gestiegen war, stocknüchtern dem Rest des Abends folgen, ohne dabei besonders auffällig zu wirken.

Nur damit Sie mich nicht falsch verstehen: Ich rate Ihnen auf keinen Fall, betrunken Auto zu fahren, aber wir sollten auch über solche Tabuthemen reden, denn das große Problem in vielen Familien ist doch meist nicht der tatsächliche Alkoholismus, sondern sind die Kollateralschäden.

WISSENSCHAFT ODER ABERGLAUBE

Nun könnte man ja rasch zu dem Schluss gelangen, nur weil ein paar Menschen zufällig mit größeren Mengen ohne jegliche gesundheitliche Beeinträchtigung gut durchs Leben kommen oder einige Sonderfälle tatsächlich ihren Alkoholismus ohne Abstinenz überwunden haben, wäre das noch kein wissenschaftlicher Beweis. Gerade Studien mit nur relativ wenigen Teilnehmern, wie sie beispielsweise der Nürnberger Suchtexperte Prof. Dr. Joachim Körkel durchführte, stehen in der Kritik, nicht auf die Allgemeinheit übertragbar zu sein. Doch das ist ein Irrtum, wenn man methodisch sauber und gründlich vorgeht. Denn nur, weil nicht 41 Menschen an einer Studie teilgenommen haben, sondern 10.000, heißt das noch lange nicht, dass diese Beobachtung dann für alle gilt. Korrelation ist noch lange nicht Kausalität. Man muss Ursache und Wirkung eines Phänomens genau herausarbeiten, und nur dann kann man es tatsächlich auf jeden übertragen.

So hatte man etwa lange Zeit geglaubt, Vitamin C helfe gegen Erkältung, oder das Lesen im Dunkeln verschlechtere die Augen. Beides ist falsch, im letzteren Fall ist es eher so, dass die Augen beim Lesen im Dunkeln sogar trainiert werden. Nur weil bei vielen Magengeschwürpatienten der Helicobacter-pylori-Erreger gefunden wurde, ist dieser nicht für die Krankheit allein verantwortlich. Das Gleiche gilt für den Zusammenhang Gebärmutterhalskrebs und das Auftreten des Papillomvirus. Hier gibt es keine Ursächlichkeit, wie sogar der Virologe und Nobelpreisträger Professor Harald zur Hausen selbst in seiner Rede bei der Entgegennahme des Preises sagte. Die Medizingeschichte ist voller solcher Ungenauigkeiten. Schauen wir uns daher an, was »wissenschaftlich« genau bedeutet.

‰ **DIE KULTURELLE KOMPONENTE**

Es gibt sehr viel mehr wissenschaftliche Methoden, als im Labor zu forschen und Statistiken zu erstellen. Beispielsweise sind da die hermeneutische Forschung, die Feldstudie, die Computersimulation oder die Einzelfallbeobachtung. So integriert zum Beispiel die teilnehmende Beobachtung den Experimentator ins Geschehen, damit er nicht als beeinflussender Fremdkörper die Forschungsergebnisse verzerrt. Nach diesem Verfahren arbeitete beispielsweise die Schweizer Naturforscherfamilie Christophe und Hedwige Boesch, die mit ihren Kindern insgesamt zwölf Jahre lang wie Tarzan im Tai-Nationalpark an der Elfenbeinküste unter Schimpansen lebte, um das Sozialverhalten dieser Tiere zu studieren. Erst nach fünf Jahren verhielten sich die Affen so, als wären die anwesenden Menschen ihresgleichen, und ließen sich in ihrem natürlichen Verhalten erforschen. Dies wäre unter Laborbedingungen schlichtweg nicht möglich gewesen.

Ich selbst bin von Haus aus Geisteswissenschaftler – also jemand, der nicht im weißen Kittel mit Spritze und Stoppuhr bewaffnet weiße Mäuse untersucht, sondern direkt am menschlichen Geschehen empirische Feldforschung betreibt. »Empirisch« bedeutet hier »beobachtend, erfahrungsgemäß«: Erkenntnisse werden hier aufgrund von Erfahrungen und nicht aufgrund von theoretischen Überlegungen gewonnen. Das impliziert aber, dass die Erfahrungen möglichst übertragbar sein sollten, um Allgemeingültigkeit zu gewährleisten.

Der Erfolg eines Coachings wird am Erfolg des Klienten gemessen. Um diesen Erfolg auch zu erzielen, begleiten wir in unserem Institut unsere Klienten so lange, bis sie selbst ganz subjektiv das Gefühl haben, keine besondere Hilfe mehr zu brauchen. Somit bekommen wir auch nach Jahren noch heraus, ob unser Coachingziel erreicht ist oder nicht.

Dabei wäre es sehr fahrlässig, die Individualität des Menschen außer Acht zu lassen – nicht jeder Mensch reagiert in derselben Situation gleich. Doch wenn jeder Mensch eine These an sich selbst überprüfen und beweisen kann, welchen Zweck sollten dann noch isolierte Laborbedingungen haben? Die Forschung unter Laborbedingungen versucht per se störende Faktoren, wie etwa den Einfluss des Forschers, auszuschließen und den Forschungsgegenstand aufs Extremste zu reduzieren. Bei Doppelblindstudien zur Erforschung des Placeboeffektes sehen wir beispielsweise, dass weder der Proband noch der Arzt wissen, ob das zu verabreichende Medikament nun Placebo oder Scheinmedikament ist. Dabei geht es doch genau darum zu vermeiden, dass die Überzeugung des Arztes sich auf den Heilerfolg des Patienten auswirken kann. Wenn ein Arzt nun nicht weiß, ob ein Medikament wirkt oder nicht, beeinträchtigt er damit die therapeutische Wirkung. Diese Art von Forschung hat somit derart wenig mit der vielschichtigen Realität zu tun, dass ich von einer direkten Übertragung ihrer Ergebnisse auf menschliche Alltagssituationen im Allgemeinen abrate.

Beispielsweise hat die Berliner Tierärztin Dr. G. K. Pirk die These der Neurobiologen A. Wolffgramm und J. Heyne zu beweisen versucht, dass Alkohol unabhängig von Sozialfaktoren zur Sucht verleite. Die beiden Forscher behaupteten allen Ernstes, man könne auch bei Ratten feststellen, dass sie so lange freiwillig Alkohol konsumieren, bis sie davon abhängig werden. Frau Dr. Pirk hat dabei den Tieren 30-prozentigen Alkohol in einer Flüssigkeit mit süßem Geschmack und alternativ in Wasser vorgesetzt. Die Ratten konsumierten also die Testflüssigkeit vermutlich nicht wegen des Alkohols, sondern wegen des hohen Zuckergehaltes.

‰ DIE KULTURELLE KOMPONENTE

Hierzu sollte man wissen, dass jedes Säugetiergehirn derart positiv auf Glukose reagiert, dass es durchaus Toxine in Kauf nehmen kann, nur um an den begehrten »Süßstoff« heranzukommen. Dass eine Ratte tatsächlich ohne menschliches Eingreifen puren, hochprozentigen Schnaps bis zur Abhängigkeit schlabbert, ist damit widerlegt, sonst wären die Tiere mit Sicherheit zuhauf in den Tanks der großen Brennereien zu finden, so wie man in der Vergangenheit immer wieder Ratten fand, die sich Zugang zu unseren Silos und Kornkammern verschafften.

Meiner Forschung liegen jedenfalls keine Experimente mit Laborratten und Reagenzgläsern zugrunde, sondern die komplexe Realität des Alltags. Um hier streng wissenschaftlich zu bleiben, muss man allerdings einen wichtigen Schritt tun: Man muss die zugrunde liegenden Faktoren so lange auf Kausalitätsbeziehungen hin untersuchen, bis sich eine Gesetzmäßigkeit ableiten lässt – und die muss für alle gelten!

»Streng wissenschaftlich« bedeutet in diesem Kontext: Ein kausaler Zusammenhang von zwei Faktoren ist beweisbar. Ein Beweis muss unter vergleichbaren Bedingungen allzeit Gültigkeit haben und erlaubt die Annahme einer Gesetzmäßigkeit. Nur wenn ein Ereignis wirklich zwingend die Folge von etwas Vorhergehendem ist, kann es als »kausal«, also als »ursächlich zusammenhängend« bezeichnet werden. Eine Gesetzmäßigkeit muss für vergleichbare Systeme ausnahmslos gelten – sonst ist sie kein Gesetz, sondern bestenfalls eine Regel, die Ausnahmen zulässt – damit wäre sie nicht allgemeingültig.

Treten zwei Phänomene häufig zeitgleich auf, werden sie oft irrtümlich in einen falschen kausalen Zusammenhang gebracht. Vielleicht kennen Sie den alten Spruch:

»Wenn das Käuzchen ruft, stirbt ein Angehöriger.« Zu Zeiten seines Entstehens war das Zusammentreffen der beiden Ereignisse statistisch gesehen signifikant. Doch wenn die Aussage wirklich exakt zuträfe, bräuchte man folglich nur mit der Flinte alle Käuzchen vom Baum zu ballern, und schon bliebe die Familie für immer gesund und munter. Doch ich bezweifle stark, dass solche Bemühungen von Erfolg gekrönt wären. Um zu ergründen, warum der Ruf des Käuzchens angeblich ein Mitglied der Familie dahinraffen kann, sollte man wissen, dass Käuze insektenfressende Nachtvögel sind. Man sollte auch wissen, dass Insekten von Licht angezogen werden. Und wenn im Mittelalter in einem Haus das Kerzenlicht bis in die tiefe Nacht brannte, lag das meist daran, dass jemand von einer schweren Krankheit betroffen war und gepflegt werden musste. Ergo: Die Insekten wurden angelockt, das Käuzchen folgte und stieß natürlich auch hin und wieder mal seinen Käuzchenruf aus. Da die medizinische Versorgung früher noch nicht annähernd so lebensverlängernd war wie heutzutage, kam es häufig vor, dass die nächtliche Pflege vergebens war und der Angehörige verstarb. Ob mit oder ohne Käuzchen war hierbei, wie soeben gezeigt, ziemlich einerlei.

Unsere Moderne Welt ist voller Aberglauben! Doch Aberglaube ist eine falsche Schlussfolgerung hinsichtlich stetig wiederkehrender, parallel verlaufender Ereignisse, die aber in keinem Kausalzusammenhang miteinander stehen. Und genau das ist das große Problem in der Schulmedizin. Krankheiten und Störungen werden eben nicht kausal behandelt, sondern symptomatisch. Damit kehren die Beschwerden nach einiger Zeit an anderer Stelle wieder.

Daher möchte ich Ihnen im Folgenden einen Einblick in den Praxisalltag liefern. Ich schöpfe hier aus über dreieinhalb Jahrzehnten Erfahrung.

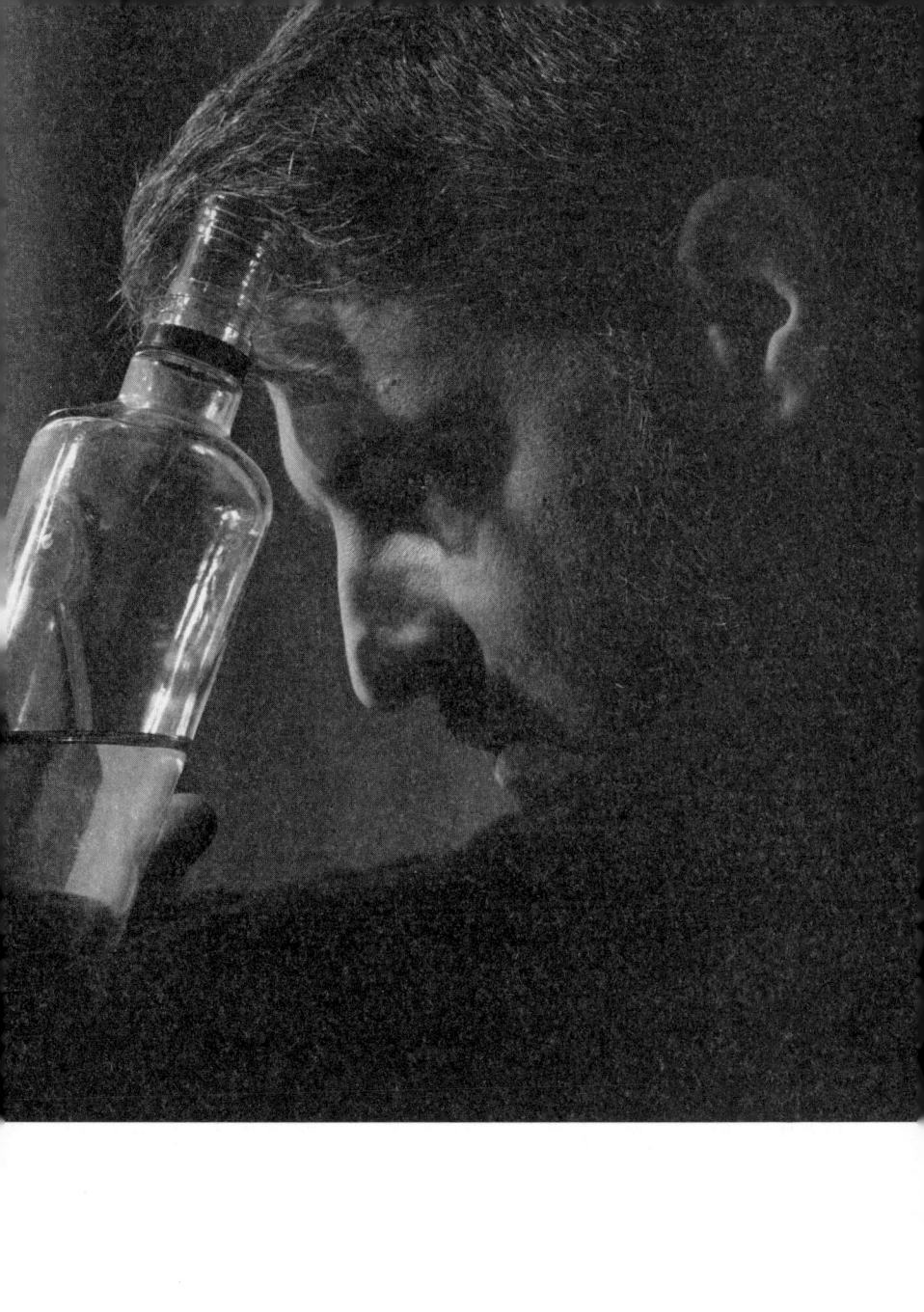

LIVE AUS DER PRAXIS

Ich werde Ihnen schildern, warum das Aufdecken der wirklichen Ursache des Alkoholmissbrauchs der Schlüssel zur Abkehr vom Missbrauch ist. Ist man sich des Grundes für sein Verhalten ganz bewusst, kann man dieses nämlich fortan steuern. Der bewusste Verstand kann Datenmengen vereinfachend reduzieren und somit dem sofortigen Zugriff verfügbar machen. Die Begriffe dafür sind »Reflektieren«, »Abstrahieren« und »Rationalisieren«. Ein Beispiel, das ich immer bei meinen Vorträgen bringe, ist das mit dem Rückwärtsgang: Auf die Frage hin, wo genau sich bei Ihrem Auto der Rückwärtsgang befindet, würden etwa drei Viertel von Ihnen den Arm oder die Hand bewegen, um den Schaltweg nachzuzeichnen. Die anderen 25 Prozent der Befragten würden nur mit dem Kopf wackeln und mit den Augen rollen, um so den Schaltweg nachzuzeichnen. Der Schaltvorgang funktioniert im Auto zwar präzise, ist aber völlig unterbewusst. Indem Sie sich in die Situation hineinversetzen, erleben Sie nun etwas Unterbewusstes nach und machen sich die wichtigsten Daten bewusst.

Angenommen, die Antwort lautet »hinten, links«. In diesem Fall wären einige damit zusammenhängende, aber für die Antwort auf meine konkrete Frage unwichtige Daten weiterhin unterbewusst. Etwa, wie lang der Schaltweg ist, wie sich der Knauf in der Hand anfühlt und welche Muskeln Sie zum Schalten benutzen. Doch wenn Sie sich die rationalisierte Antwort »hinten, links« merken, werden Sie, wenn Sie in ein paar Monaten noch einmal von jemandem nach dem Rückwärtsgang gefragt werden, wie aus der Pistole geschossen und ohne mit der Wimper zu zucken, antworten können: »Hinten, links!« Dafür müssen Sie sich nicht erneut gedanklich in die Lage versetzen. Genau das ist der Mechanismus eines tiefenpsychologischen Coachings. Denn alles, was wir vereinfachen, kann unser Gehirn direkter abrufen, und es steuert nicht mehr den Körper. Die Ratio verarbeitet also nicht so große Datenmengen wie die Emotio, unser verborgenes Bewusstsein. Sie kann sich damit aber über den größten Teil der gesamten Wahrnehmung und Koordination hinwegsetzen. Indem wir unsere Aufmerksamkeit bewusst *kon-zentrieren*, also zusammenziehen, ziehen wir sie von anderen Dingen ab. Der Zugriff auf das Einfache wird dabei dem Komplexen vorgezogen. Deswegen sind Gefühle auch so schwer in Worte zu fassen – die Datenmenge ist oft zu groß, um sie so ohne Weiteres zu vereinfachen. Lesen Sie nun, wie ich durch einfache Fragen mit einer bestimmten erlernbaren Technik Unterbewusstes ans Tageslicht bringe, um es unschädlich zu machen.

FALL 1: EIN GLÄSCHEN IN EHREN

Bruno[20] hatte es im Leben nie leicht. Ohne Vater aufgewachsen und ohne Schulabschluss schaffte er es, sich durch stetige, harte Arbeit einen Posten als Verkaufsleiter im Außendienst einer kleinen Firma für Baustoffe zu erkämpfen. Der Job war anstrengend, Personal war teuer und knapp, Bruno arbeitete nicht selten bis abends und auch oft am Wochenende. Nach Feierabend ging er öfter mit seiner Frau zum Essen in sein Lieblingsrestaurant. Man ließ es sich gut gehen. Vor dem Essen einen Aperitif, meist Wermut, nach dem Essen einen Cognac, Grappa oder einen guten Wodka – und davon immer öfter und immer mehr. Nach etwa zwei Jahren in der Abteilung war Bruno kurz vor dem Burn-out. Immer öfter war er gereizt, Kopfschmerzen machten ihn schwindelig, und chronische Rückenschmerzen bereiteten ihm Sorgen. Keine großen Gedanken machte er sich hingegen wegen der Flasche Whisky, die seit Weihnachten in seiner Schublade lag – ein Kunde hatte sie ihm in Anerkennung für die gute Geschäftsbeziehung geschenkt – auch nicht, als ihm auffiel, dass er bereits morgens ein Glas davon trank. Bruno machte sich erst Sorgen, als er sich eine zweite, dritte und vierte Flasche besorgte und diese in immer kürzeren Abständen leerte. Der Schnaps war für Bruno eine Möglichkeit geworden, mit dem ungeheuren Druck der beruflichen Anforderung untertags fertig zu werden. Abends trank er dann, um seinen Feierabend zu begießen und um durchschlafen zu können, wie er sagte. Niemand in der Firma merkte, dass Bruno Alkoholiker war, bis er eines Tages nach einer Polizeikontrolle seinen Führerschein verlor. Nun kam der Zusammenbruch. Die Ehefrau, der Chef und die Kollegen fielen aus allen Wolken. Job, Ehe und Selbstwertgefühl waren nur noch ein Trümmerhaufen. Bruno versprach »Besserung« und ging zum Arzt.

FALL 1: EIN GLÄSCHEN IN EHREN ‰

Etwa ein Jahr nach dem ersten Entzug begann die Pechspirale von Neuem: Überarbeitung, Alkohol, Zusammenbruch. Er vereinbarte einen Coachingtermin bei mir in der Praxis.

Nachdem ich seine Geschichte gehört hatte, machte ich mich daran herauszufinden, warum Bruno sich so dermaßen mit Arbeit vollgepackt hatte. Wir mussten nicht lange suchen: Als Erstgeborener von vier Kindern wurde dem elfjährigen Bruno nach dem plötzlichen Tod des Vaters die Verantwortung für die Familie auferlegt. Seine völlig überforderte Mutter Rosi litt sehr unter dem Verlust des Einkommens und verkraftete den folgenden sozialen Abstieg nervlich kaum. Sie schlug ihren Sohn Bruno regelmäßig windelweich, wenn er nicht »spurte« und, statt zu arbeiten, lieber Fußball spielte. Als Bruno mit seinen Freunden einmal ins Kino ging, rastete die Mutter völlig aus und zerbrach wegen seiner »Faulheit« und »Verschwendung« wutschnaubend einen Besenstiel auf seinem Rücken. Bruno hatte eigentlich keine Jugend. Und obwohl er durch seine Jobs wie Kohlen schaufeln, Garten umgraben, Kartoffeln ernten, Holz hacken schon als Junge relativ viel Geld verdiente – bis zu 100 Mark die Woche –, hatte er nichts von seinem Einkommen – das Geld musste bei der Mutter abgeliefert werden, um die Familie zu versorgen und Schulden zu bezahlen.

Dieses unterbewusste Verhaltensmuster steckte Bruno bis zum heutigen Tage noch tief in den Knochen. Er arbeitete hart, versorgte aber damit seine Frau, und als Selbstbestrafung fürs Trinken (es sich dabei gut gehen lassen und sich einen gewissen Luxus zu gönnen) arbeitete er noch härter. Die Rückenschmerzen erinnerten ihn unbewusst daran, was ihm blühen würde, wenn er Geld verschwendete und faul wäre (die seelische Narbe des

Besenstiels), also arbeitete er härter, trank mehr, und der Rücken schmerzte noch mehr – ein Teufelskreis.

Um Bruno aus diesem Muster endgültig herauszuholen, musste ich tief in die psychologische Trickkiste greifen. Die bildhafte Erlebnisfähigkeit des Menschen kann durch eine bestimmte Gesprächstechnik in besonderem Maße genutzt werden, sodass das Gehirn in diesem Zustand als »Zentralrechner des Menschen« nahezu alles kann. Extrem gut erinnern, lernen, Verhalten steuern oder auch imaginieren. Nachdem ich Bruno mit dieser Gesprächstechnik ein wenig »heruntergefahren« hatte, bat ich ihn, sich für einen Moment einmal mit geschlossenen Augen vorzustellen, er sei seine Mutter. Wie ein Schauspieler sollte er ein paar Minuten lang so tun, als wäre er Rosi und könne sich an ihre Kindheit erinnern, während ich ihn sogar mit Rosi anreden wollte. Nach wenigen Augenblicken fragte ich »Rosi«, ob sie sich erinnern könne, wie sie aufgewachsen sei, und bat sie, mir alles zu sagen, was ihr durch den Kopf ging. Bruno antwortete mir wunschgemäß, allerdings mit einer etwas veränderten Stimmlage. Sein sonst so harter, brummiger Bass klang nun wesentlich weicher und heller, doch seine Betonung verriet enorme Anspannung.

»Alle nörgeln an mir herum«, brach es aus »Rosi« heraus. »Immer muss ich den Dreck für andere erledigen.« Und so erzählte mir Bruno aus der vermuteten Sicht seiner Mutter, unter welchen Umständen sie aufgewachsen war, geheiratet hatte, Kinder bekommen und den Mann bei einem Unfall verloren hatte. Damit war ganz plötzlich der einstige Wohlstand der Familie verschwunden. Doch der für Bruno interessanteste Teil war, dass Rosi sich von ihrem erstgeborenen Sohn tatsächlich einen Ehemann-Ersatz erhoffte – interessanterweise trägt Bruno sogar den Vorna-

FALL 1: EIN GLÄSCHEN IN EHREN ‰

men seines Vaters – und ihn deshalb mit massiven Erwartungen überschüttete. Aus lauter Wut und Verzweiflung übte sie unterbewusst Rache an ihrem Sohn dafür, dass ihr Mann sie »im Stich gelassen« hatte. Ich gab nun »ihr« die Möglichkeit, sich bei ihrem Sohn zu entschuldigen und ihm zu erklären, dass er dies alles nicht auf sich persönlich beziehen dürfe. »Sie« bat ihn unter echten Tränen, ihr wegen der Misshandlungen nicht böse zu sein, und versicherte ihm, dass sie ihn wirklich liebe, sehr stolz auf ihn sei und er bitte auf sich aufpassen möge.

Nachdem ich Bruno wieder in ihn selbst »zurückverwandelt« hatte, war er noch sichtlich erschüttert, wirkte aber auch erleichtert. Jetzt wurde ihm klar, warum er zunehmend teure Alkoholsorten trank: um sich selbst (und unterbewusst seiner Mutter) zu zeigen, wie wohlhabend und somit fleißig und erfolgreich er war.

Diesen Beweis seiner fleißigen Arbeit konnte Bruno sich fortan ersparen. Mit der Erkenntnis, dass er nicht mehr länger unter Hochdruck stehen muss, war nicht nur der Alkoholismus gebannt, sondern auch die schwelende Gefahr des Burn-out-Syndroms abgewendet.

Glauben Sie, dass ein Glas alkoholhaltiger Hustensaft Bruno nun wieder zwangsläufig zum Alkoholismus verdammen würde?

‰ LIVE AUS DER PRAXIS

FALL 2: IM SUFF KRIMIAUTORIN, NÜCHTERN HILFSARBEITERIN – ODER: EIN LEBEN VOLLER LÜGEN

Den Fall Edith erlebte ich in einer Zeit, in der ich noch nicht im Geringsten den Gedanken gefasst hatte, Coachings einmal beruflich anzubieten. Während meines Studiums arbeitete ich aushilfsweise in einem Großlager für Sportbekleidung. Kisten auspacken, Ware sortieren, Kisten einpacken. Nicht gerade anspruchsvoll, aber ich machte den gut bezahlten Job gern. Mit dieser Ambition war ich allerdings eher ein Außenseiter in einer Firma, in der es als »chic« galt, über die Arbeit zu jammern und zu schimpfen. Eines Tages kam Edith, eine Mittfünfzigerin, klein, mit Brille, künstlichen Fingernägeln und einer übertrieben stark duftenden Parfümfahne neu als Aushilfe in die Firma.

Die ersten Tage war sie unauffällig, leise und machte langsam, aber fleißig ihre Arbeit. Irgendwann fand ich sie jedoch irgendwo in den Tiefen der Gänge zwischen den riesigen Regalreihen wieder. Das Flackern der kaputten Leuchtstofflampen schuf eine sehr düstere Atmosphäre zwischen dem grauen Estrichboden und den Metallträgern über uns. Edith stand einfach da und weinte leise vor sich hin. Ich fasste mir, damals 22 Jahre, ein Herz und sprach die Fremde beruhigend an. Verschämt versuchte sie, ihre Tränen zurückzuhalten, und sagte, es sei alles in Ordnung. Aber klar ist alles in Ordnung, deswegen stehst du ja auch hier einsam im Lager und weinst in dich hinein, dachte ich und insistierte: »Edith, was ist denn, ich tu dir doch nichts. Was ist los, weswegen bist du so traurig?«

Zum ersten Mal seit ihrem Arbeitsbeginn hier sah sie mich direkt an. »Mein Mann«, sagte sie, »hat versucht, mich umzubringen.« Von der plötzlichen Offenheit dieser fremden Frau war ich nicht nur überrascht, sondern auch völlig überfordert. »Was?? Äh, das ist ja schrecklich«, brachte ich hervor, »dann hat er offenbar große Angst vor dir. Man schlägt jemanden nur tot, wenn man ihn kleinkriegen will. Wein dich erst mal aus, es gibt bestimmt irgendeine Hilfe für dich.« So versuchte ich, sie vage zu trösten. »Warst du denn schon bei der Polizei?«, fragte ich, worauf sie antwortete: »Ach, das ist schon gut. Er tut immer nur so, eigentlich ist er ganz lieb.« Nach einigen Minuten des Gesprächs war ich völlig verwirrt und ließ die Frau, die sich wieder beruhigt hatte, in den Gängen der Hochregale mit all den Trainingsanzügen, Turnschuhen und Trekkingsocken zurück.

Etwa drei Stunden später lief mir Edith noch einmal über den Weg. Zu meiner Überraschung fragte sie mich, ob ich Lust hätte, mit ihr nach Feierabend spazieren zu gehen. Eigentlich passte mir das gar nicht in meinen Zeitplan, denn ich hatte mit meiner Rockband, in der ich spielte, noch für einen Auftritt zu üben. Doch mit den Worten »Wenn es nicht zu lange dauert, ja« willigte ich trotzdem ein. Ich hatte den Eindruck, nun etwas in der Verantwortung für diese Frau zu stehen. Wer A sagte, musste schließlich auch B sagen ...

Dieser Spaziergang sollte für mich zum Horrortrip in die Abgründe der zutiefst misshandelten Seele einer Alkoholikerin werden.

Wir trafen uns vor dem Lager und fuhren in meinem Auto ein Stück in Richtung Stadtwald. Anfangs redeten wir über die Arbeit, dem einzigen Thema, das eine gemeinsame Basis für die Unterhaltung darstellte. Doch nach einiger Zeit belangloser Plauderei kam Edith auf ihre Familie zu sprechen, oder besser gesagt auf das, was einmal ihre Familie gewesen war. Um es kurz zu machen: Ihre einst so geliebte Tochter wollte nichts mehr von ihr wissen, ihrem Sohn drohte wegen Drogenhandels eine Gefängnisstrafe, und ihr Mann ging seit Jahren fremd und schlug sie hin und wieder. Was sie mir bis dahin noch verschwiegen hatte, war, dass sie täglich etwa zwei Flaschen Wodka trank. Wir spazierten durch einen mir völlig unbekannten Wald, da ich lediglich für meinen Job in diese Stadt kam. Ediths Gemütslage schwankte zwischen gut gelaunt, fröhlich und untröstlich, verzweifelt hin und her. Ich begriff rein gar nichts von ihrem Verhalten und fragte immer misstrauischer nach, ob denn wirklich alles so sei, wie sie sage. Dann, nach viel zu langer Zeit, drängte ich darauf, den Heimweg anzutreten, zumal ich langsam den Eindruck bekam, ihr Aufmerksamkeitsbedarf entpuppe sich als Fass ohne Boden. Da lief diese fremde Frau, die mir stundenlang ihr Leben in allen intimen Details ausgeschüttet hatte, zur Höchstform auf. Sie setzte ihre Brille, die sie zum Trocknen der Tränen stets abnahm, wieder auf und flüsterte, sie müsse mir ein Geheimnis verraten, und ich müsse versprechen, dichtzuhalten. Ich dachte für mich, dass das, was ich bislang gehört hatte, angefangen von Misshandlungen durch ihre Mutter, über sexuelle Übergriffe ihres Vaters bis zum Tod des Bruders, Verstoß und Enterbung, Schuldgefühle und Minderwertigkeitskomplexe usw. schon allein ausreichte, um eine lebenslange Aufenthaltsgenehmigung in einem Schweigekloster zu rechtfertigen. Doch Edith legte noch eins drauf: ein Doppelleben. Sie sei in Wahrheit Schriftstellerin, Krimiautorin. Ich hätte bestimmt schon von ihr gehört, ihr Pseudonym sei *Simone Signoret*. Nun, diesen Namen hatte ich in der Tat bereits gehört. Die berühmte Schauspielerin und Frau von Yves Montand war nämlich erst rund drei Jahre zuvor verstorben.

FALL 2: IM SUFF KRIMIAUTORIN, NÜCHTERN HILFSARBEITERIN

Ab da wendete sich das Blatt für mich. Mit einem Schlag wurde mir klar, dass diese Frau mich die ganze Zeit belogen hatte. Ich sagte ihr auf den Kopf zu: »Ich glaube dir kein Wort, Edith. Du lügst mich doch einfach nur an.« Und erlebte wieder eine Überraschung. Sie zog aus ihrer Handtasche eine halb leere Flasche Wodka und rief »Verdammtes Zeug! Nie wieder, ich versprech's!« und schleuderte die Flasche weit von sich ins Gebüsch. Da war es heraus. Edith trank. Und nicht zu knapp, wie sich herausstellte – daher auch die auffällige Verwirrtheit, die ich zunächst nicht klar hatte einordnen können. Ihre übertriebene Parfümfahne, die mir am Anfang schon aufgefallen war, hatte nur den Zweck, die Alkoholfahne zu überdecken. Alkoholiker neigen zum Lügen, so auch sie. Seit Jahren schon kämpfte sie mit dem Dämon Schnaps – und verlor stets. Kein Wunder, bei dieser Biografie. Selbst wenn nur ein Bruchteil davon stimmen sollte: Es gibt für einen Menschen immer einen ernsten Grund zum Alkoholismus. Alkoholmissbrauch ist keine Krankheit, die man sich im Urlaub einfängt und mit Bettruhe und Aspirin wieder loswird. Schwerer Alkoholismus ist eine Folge des Lebens in Angst und Überforderung, so viel wusste ich damals schon.

Edith hatte in mir endlich einen Menschen gefunden, der sich vorbehaltlos für ihre Sorgen interessierte. Das schien für sie eine willkommene Gelegenheit zu sein, endlich Aufmerksamkeit ohne Kritik und Bewertung zu bekommen. Sicherlich hatte sie eine ordentliche Last zu tragen und sicherlich hätte es eine Lösung für ihre Sorgen gegeben. Der Auslöser fürs Trinken, so vermutete ich, war das Gefühl, es den Mitmenschen nicht recht machen zu können. Sie glaubte, um Liebe kämpfen zu müssen (ihre auffällig gepflegte Erscheinungsform sprach nun Bände), ihr Opfergebaren war ihre Waffe, und wenn das nicht zog, versuchte sie, besonders intellektuell zu wirken (ihr strenges Brillenmodell sollte ihr sicher einen klugen Gesichtsausdruck verleihen). Entweder sie jammerte oder sie war eine Heldin, die bewunderte Schriftstellerin. Damals im Jahre 1989 konnte ich Edith nicht helfen. Ich verließ kurz nach dem Ereignis die Firma und hörte nie wieder etwas von Edith, doch heutzutage würde ich mit ihr ein spezielles Coaching über drei bis vier Termine machen. Diese Behandlung löscht den emotionalen Schmerz früherer Traumatisierungen auf körperlicher Ebene so wirksam wie eine Festplattenformatierung. Ähnliche Fälle habe ich sehr, sehr häufig in meiner Praxis erlebt. So gut wie immer lag die Lösung darin, einem Menschen auf emotionaler Ebene klarzumachen, dass er sich nicht der Kritik und dem Urteil eines anderen Menschen zu stellen braucht, weil niemand kompetent und berechtigt ist, einen Menschen zu bewerten, es sei denn sich selbst.[21]

Und generell gilt: Sich mal ein wenig anzuheitern kann sicherlich gelegentlich hilfreich sein, um sich emotional etwas zu fangen. Doch ein Alkoholrausch vertreibt nicht nur schlechte Laune, sondern auch die eigene Würde.

FALL 3: DABEISEIN IST ALLES

Kalle war ein lustiger Geselle. Immer einen Witz auf den Lippen, erfreute sich der 60-jährige Frührentner im Freundeskreis großer Beliebtheit. Bekannt als guter Esser und strammer Trinker wurde Kalle stets zu allen Partys und Feten eingeladen. Hilfsbereit wie er war, war er oft genug derjenige, der die meiste Arbeit übernahm. Wurden Bierzelttische, Bänke oder ein großer Spanferkelgrill gebraucht – Kalle hatte die nötigen Kontakte und besorgte alles. Er packte mit an, wo er nur konnte. Dass Kalle bei den Feten immer öfter einfach einschlief, wurde teils belächelt, teils ignoriert. Er säuft halt wie ein Loch, da wird man schon mal müde, so dachten wohl die meisten. Irgendwann wachte Kalle allerdings nicht mehr auf.

Der Notarzt, der die Reanimation durchführte, stellte zugleich auch einen Herzinfarkt fest – es war bereits sein zweiter.

In der Rehabilitationsklinik wurde natürlich auch über Kalles Alkoholkonsum gesprochen, und der Arzt staunte nicht schlecht: täglich etwa fünf Liter Bier und am Wochenende ein bis eineinhalb Flaschen verschiedener Liköre. Sonntags und montags wurde mit nur zwei Flaschen Bier »ausgenüchtert« – und das seit seinem fünfundzwanzigsten Lebensjahr. Fettes Essen, Bluthochdruck und Bewegungsmangel besorgten den Rest.

Nach sechs Wochen kehrte Kalle heim. Trocken, abgespeckt und bereit für einen gesunden Lebenswandel. Doch kurz drauf kam die Eintönigkeit des Rentneralltags zurück, und der Dämon Alkohol lockte mit seinen süßen Versprechungen. Hier ein Bierchen, da ein Likörchen, und lustig ging es weiter – zu feiern gab es in dem großen Freundeskreis schließlich immer etwas.

‰ LIVE AUS DER PRAXIS

Im März 2007 kam Kalle schließlich von sich aus in meine Beratung, nachdem er davon gehört hatte, wie ich seinem kettenrauchenden Schwager dazu verholfen hatte, nur noch »alle Jubeljahre« mal eine Zigarette mit zu rauchen. Das beeindruckte ihn, denn Kalle wollte nicht ganz auf sein Bier verzichten, er hatte förmlich Angst davor, dass ihm etwas fehlen könne, wenn er trocken blieb. Ich begann damit, ihm den Zusammenhang zwischen seinen Herzinfarkten und dem Alkoholkonsum zu erklären. Viel zu früh von der berufstätigen Mutter abgestillt, war Kalle mit dem Gefühl aufgewachsen, er müsse um Liebe kämpfen. So begann er, immer mehr anderen zu helfen und sich dabei immer mehr zu belasten, verspürte aber dennoch keine Liebe. »Was meint ein Dichter, wenn er von einem ›gebrochenen Herzen‹ schreibt?«, fragte ich und antwortete selbst. »Genau! Es geht nicht um ein kardiologisches Spezialthema, sondern um versagte Liebe. Genau wie eine gestikulierende Armbewegung anzeigt, was Sie gerade denken, wenn Sie von einem großen, beeindruckenden Fisch, den Sie geangelt haben, sprechen, so kann Ihr organisches Herz tatsächlich fortschreitend unterversorgt werden, je mehr sich Ihr eigenes ›Herz‹ im bildlichen Sinne unversorgt fühlt. ›Psychosomatik‹ nennt man das«, erklärte ich ihm. »Diese Beschwerden sind nicht eingebildet, sie sind echt. Messbar, überprüfbar und unter Umständen tödlich. Das Herz selbst war nicht die Ursache für Ihre Krankheit – es war lediglich als Folge Ihrer Gedanken mitbetroffen. Und damit Sie nicht ständig unter dem enormen Mangel fehlender mütterlicher Liebe leiden, haben Sie drei Tricks entwickelt: Erstens haben Sie gearbeitet wie ein Bär, hilfsbereit, bis die Knochen knackten; zweitens wie vom Fließband Witze erzählt, um Sympathien zu gewinnen. Und drittens haben Sie gesoffen, um nicht länger zu spüren, was Ihnen Kummer bereitet. Es war Bier, um dem eigenen schlechten Gewissen zu demonstrieren, dass Sie hart arbeiten, sich nicht über andere stellen, und Likör, um Ihren harmlosen Spaßcharakter zu betonen und Ihre Einfühlsamkeit in die Frauenseele zu zeigen. Alles, was Sie taten, passte ins Bild eines alten, nie gelösten Problems.«

Lieber Leser, falls ihnen das alles nun völlig verrückt und viel zu weit hergeholt vorkommt, so kann ich Ihnen versichern: Bei Kalle jedenfalls hat diese psychologische Analyse so richtig »Klick« gemacht. Er weinte und schluchzte wie ein Kind. Einem Kerl wie ein Baum mit der sensiblen Seele eines überforderten und allein gelassenen Jungen wurde klar, dass er sein ganzes Leben lang darum gekämpft hatte, die Liebe seiner Mutter zu spüren. Dieser Kampf ließ ihn seinen Verstand mit Alkohol abschalten, viel zu viel und zu hart arbeiten, ließ ihn übergewichtig werden, sein Herz schließlich versagen – und hätte ihn damit fast getötet.

Am Ende des Termins sagte Kalle zu mir: »Nun weiß ich, warum ich hin und wieder ein Bier trinken kann, ohne gleich zu übertreiben. Der Grund ist nicht mehr der, dass ich mir beweisen muss, ein guter Junge zu sein. Aber eigentlich... warum sollte ich denn nun überhaupt noch trinken?«

‰ LIVE AUS DER PRAXIS

FALL 4: NATURAL BORN DRINKER

Theodor wurde von seiner Frau Irene zu mir gebracht. Kaum saßen die beiden in meinem Sprechzimmer, sagte Irene unaufgefordert. »Sie müssen meinem Mann helfen. Er trinkt zu viel.« Ich schaute Theo, wie sie ihn nannte, an, er verzog keine Miene. Sie fuhr fort: »Jeden Tag mindestens eine Flasche Wein und das eigentlich schon, seit ich ihn kenne. Ich mache mir große Sorgen!«

Nun besteht mein Auftrag als Coach ja nicht darin, jemanden zu missionieren oder ihn zwangszubeglücken, sondern die Zufriedenheit und Lebensqualität wiederherzustellen. Also wollte ich von dem 54-Jährigen wissen, worin genau sein Leidensdruck bestehe. Habe er schon einen Leberschaden? Werde er wegen nächtlicher Randale vorbestraft? Fresse er heimlich kleine Kinder oder verzocke er Omas Erbe im Casino? Theo wirkte auf mich völlig normal, bürgerlich, besonnen, allerdings auch ein wenig wie ein kleiner Junge, dem man gesagt hat, er hätte heimlich Bonbons aus der Dose genascht. Der jahrelange Alkoholkonsum müsste da ja irgendwo Spuren hinterlassen haben. Und was antwortete Theo? Er habe keinen Leidensdruck, sei bei bester Gesundheit und könne jederzeit aufhören, Alkohol zu trinken. Ich befragte ihn nach seinen biografischen Angaben, um ihn ein wenig kennenzulernen. Er nannte mir seinen Geburtstag, den 8. März. Er sei zum errechneten Zeitpunkt geboren, ca. 16:00 Uhr nachmittags. Ich hatte Ihnen ja weiter oben schon erzählt, dass ich vor dem Thema Sternzeichen nicht haltmache, nur weil es keine wissenschaftliche Erklärung für das Phänomen gibt. Es gibt für einige beobachtbare und untersuchte Phänomene noch keine abschließenden ursächlichen Erklärungen. Nehmen wir den Ferromagnetismus, also warum ganz genau Magneten Eisen anziehen, oder die Frage, warum das Weltall trotz der vielen Sonnen und 98 Prozent Materienmasse nicht hell und warm ist, was es eigentlich sein müsste. Oder etwa das Rätsel, woher genau der Körper bei der Verdauung seine Energie bezieht, obwohl doch kein Atom der Nahrung dabei verbraucht wird. Das Aufspalten von Molekülen müsste eher noch Energie verbrauchen. Und so sagte ich Theo, dass Menschen vom Sternzeichen »Fische«, so wie er, ohnehin sehr viel Flüssigkeit zu sich nehmen würden und außerdem mehr Alkohol vertrügen als viele andere und überdies weniger Probleme mit Rauschwirkungen hätten, weil sie sich in dieser materiellen Welt ohnehin nicht zu Hause fühlen. Fische sind eher etwas spirituell, intuitiv und nicht selten auch etwas introvertiert. Wenn er trinkt, dann entspricht das eher seinem Naturell, und daher hat er auch keinen Leidensdruck. Sie können sich vorstellen, wie Irene mich anschaute, so wie vielleicht einige von Ihnen nun auch ;-). Theo hingegen nicht. Es schmiss ihn förmlich zurück in die Sofalehne, so baff war er. Ich sagte:»Liebe Irene, ich denke, Ihr Mann hat keine ernsten Probleme. Ich würde Ihnen gern helfen, dass Sie sich nicht solche Sorgen machen.« Es muss ja einen Grund geben, warum die besorgte Frau ihren Mann zu mir brachte, obwohl in seiner subjektiven Wahrnehmung alles in Ordnung war. Sie war zwar etwas verwundert, willigte aber ein, und so stellte sich heraus, dass Irenes Vater Alkoholiker war und damit familiär ziemlichen Schaden angerichtet hatte. Als junger Mann hatte Irenes Vater eine ausgeprägte Neigung, Künstler zu werden, was aber aufgrund der wirtschaftlichen Situation in der Nachkriegszeit nicht möglich war. Die Arbeit in einer Verwaltung war für den kreativen und intellektuellen Wassermann wie ein Zookäfig für einen Orang-Utan. Monoton, geistlos, stumpfsinnig. Kein Wunder, dass er sich mit Alkohol regelmäßig abschoss. Irene litt darunter sehr und entwickelte eine notorische Abneigung gegen Alkohol, »suchte« sich aber unterbewusst einen Mann, der einiges »mit Papa gemeinsam hatte«. Dem Phänomen, dass viele zunächst »ihre Eltern heiraten«, begegne ich in der Praxis oft und habe dem ein ganzes Kapitel in meinem Buch »Artgerechte Partnerhaltung«[22] gewidmet. Ich half Irene zu erkennen, dass sie offenbar den tiefen Wunsch hatte, ihren Vater vom Trinken wegzubewegen und sich dafür als Stellvertreter Theo ausgesucht hatte. Nur dass der eben weder ein Problem mit dem Trinken hatte noch dadurch Probleme verursachte. Irene begriff, dass sie aus einer Tochterrolle heraus mit ihrer Angst vor Kontrollverlust beinahe ihre eigene Ehe gefährdet hätte. Wir schlossen die Sitzung mit Irenes Erkenntnis, dass ihr Mann, den sie eigentlich therapieren lassen wollte, genau das ist, was sie sich tatsächlich immer gewünscht hatte – ruhig, unanfällig für Eskapaden und sensitiv –, dies aber nie gesehen hatte, weil sie auf seine vermeintliche Schwäche fokussiert gewesen war. Nach der erkenntnisreichen Hypnosesitzung, die ich mit meinen Klienten immer allein unter vier Augen mache, nahm sie ihren Mann in den Arm, als wäre er ein verloren geglaubter Kriegsheimkehrer.

Übrigens: Natürlich trinken nicht alle Fische-Geborenen Alkohol – einige kiffen auch, um sich zu berauschen. Aber viel Flüssigkeit und eine feine Antenne für Menschen ist deren Erkennungszeichen, wie auch beim nächsten Fall.

FALL 5: ALS SOHN HART UND ERFOLGLOS, ALS ERWACHSENER SENSIBEL UND FREI

Mirek, 35, ein diagnostizierter Alkoholiker aus Polen, hatte bereits dreimal entzogen, davon zweimal klinisch, als er im Jahr 2005 zu mir in die Praxis kam. Genauer gesagt – er kam nicht, er wurde von seinem Vater gebracht. »Hier ist mein Sohn, er trinkt. Helfen Sie ihm bitte«, so der besorgte Senior. Gemäß meiner Devise »Zu mir muss man nicht freiwillig kommen, aber freiwillig bleiben« erklärte ich Mirek ausführlich, was ich für ihn tun könne und was nicht, und worin schließlich sein eigener Part bestünde. »Ich ergründe mit Ihnen die Ursache des Betrinkens und helfe Ihnen, eine Alternative zum Alkohol zu finden«, begann ich. »Ich werde Ihnen das Trinken weder verbieten noch verekeln«, fuhr ich fort, »sondern Sie bekommen das Wissen über Ihr eigenes Verhalten, mit dem Sie dann frei werden, selbst zu entscheiden. Ob Sie dann noch trinken und wenn ja, wie viel, ist im Anschluss Ihre Sache.« Mirek schaute mich ängstlich an. Seine Augenbrauen waren über der Nasenwurzel schräg zusammengezogen, die Stirn faltig, er schien gewohnt zu sein, ängstlich zu gucken. Ich kann das nicht, sprach sein hilfloser Gesichtsausdruck. Stumm wartete er ab. »Ich glaube, dass es einen bestimmten Grund dafür gibt, dass Sie mehr und öfter trinken, als Sie eigentlich selbst wollen, und ich glaube auch, dass Sie weder dumm noch krank sind, sondern gnadenlos verunsichert und überfordert, sodass Sie Ihren Erwartungsdruck ohne Alkoholnebel kaum aushalten. Meist sind die Eltern die Urheber dieser Angst«, schoss ich aus der Hüfte auf seinen aufmerksam zuhörenden Vater. Mireks Pupillen weiteten sich sofort, und sein Blick schlug um in zustimmendes Interesse, derweil seinem Vater die Gesichtszüge entglitten. »Mein Sohn bringt nie was zu Ende. Er ist ein guter Junge, aber ein Versager. Ich hab immer nur versucht, ihm klarzumachen, dass er sich anstrengen muss«, mischte sich sein Vater nun zu seiner eigenen Verteidigung ein. Meine Strategie ging auf: Entmachtung der Überautorität erzeugt Solidarität vom Entmündigten. Damit bekam ich Mirek auf meine Seite. Compliance, die innere Zustimmung zum Therapeuten, ist auch in der klassischen Medizin unerlässlich. In einer Beratung, bei welcher der Klient einen neuen und ungewöhnlichen Rat vollständig annehmen sollte, damit er ihn umsetzen kann, ist das Miteinander natürlich erst recht von höchster Wichtigkeit. Mit großen Kulleraugen forderte Mirek mich nun zum Weiterreden auf. Ich wandte mich an den Vater: »Ich kann mir denken, dass Sie versucht haben, ein guter Vater zu sein – das wollen wir Väter doch alle, doch meist sind wir selbst überfordert und haben zudem Angst, dass unsere Kinder versagen könnten.« Mireks Vater schien diese Verständnisbekundung für seine Situation registriert zu haben, denn er sagte: »Ich weiß nicht mehr weiter, ich will alles tun, um Mirek zu helfen. Sagen Sie mir, was ich tun soll, Herr Winter!« Na, dieser Einladung folge ich doch immer gern und so riet ich ihm: »Abnabeln lassen, ihn seine eigenen Fehler machen lassen, seinen eigenen Weg finden lassen. Wissen Sie, wir Väter haben immer solche Angst, dass unsere Söhne zu Versagern werden, jedoch ohne zu wissen, wie man denn nun eigentlich erfolgreich wird. Wir sagen immer: ›Streng dich an, gib dir Mühe, konzentriere dich‹, doch mit Anstrengung allein wird kein Mensch wirklich erfolgreich.« Die beiden Polen sahen mich völlig verständnislos an. Gerade so, als hätte ich gesagt, »Faulenzen macht reich«. Zur Erläuterung brachte ich eines meiner Lieblingsbeispiele aus meinen Vorträgen:

»Kennen Sie Mick Jagger, den Sänger der Rolling Stones? Natürlich kennen Sie ihn. Stellen Sie sich bitte vor, sein Vater Joe hätte den kleinen Mick stets vom Musizieren abgehalten und immer wieder ermahnt: ›Junge, hör endlich mit dem Lärm auf und mach deine Mathehausaufgaben. Und streng dich gefälligst an, du sollst schließlich einmal ein guter Steuerberater werden!‹ Glauben Sie, dass Mick Jagger als Steuerberater genauso gut wäre wie als Frontmann der dienstältesten Rockband der Welt? Wohl kaum. Denn nicht mit Anstrengung wird man erfolgreich, sondern mit Begeisterung! Doch Begeisterung setzt voraus, dass man ein Ziel selbst erreichen will. Es muss das eigene Ziel sein, von dem einen nichts in der Welt abbringt. Man muss den Sinn darin für sich erkennen, eine emotionale Priorität erster Ordnung. Das ganze Bestreben muss vom Gefühl her bejaht werden, dann erreicht man das Ziel, ohne den Aufwand als Anstrengung zu empfinden.«

Spätestens an dieser Stelle war Vater und Sohn klar, was »Glaubenssatz-Analyse« heißt: Schädliche Muster, Meinungen und Glaubenssätze, die man vorher unreflektiert übernommen und nach denen man gelebt und gehandelt hatte, werden einer »Tauglichkeitsprüfung« unterzogen – und damit meist unschädlich gemacht.

Ein Versager – das war also das Etikett, das Mirek quasi als väterlicher Bann anhaftete. Dies passte gut zu seinen Trinkgewohnheiten, denn das Interessante bei ihm war, dass er anfänglich Schnaps und mittlerweile Sekt trank. Mit Hochprozentigem hatte Mirek sich die Überforderungsgefühle vom Leib gehalten, doch der mehrfache Alkoholentzug hatte sein Selbstwertgefühl nicht aufgebaut. Daher der wiederholte Rückfall. Mit Sekt wollte Mirek sich selbst und anderen unbewusst vormachen, er sei erfolgreich. Aber so wie eine Schwalbe keinen Sommer macht, so macht auch der edelste Schampus keinen Millionär. Ich fragte Mirek nach seinem Beruf und seinen Neigungen und erfuhr, dass sein Beruf als Schlosser ihn nicht ausfülle, insbesondere seiner ausgeprägten Sensibilität widerspreche. Sein Berufswunsch war Krankenpfleger, was er sich jedoch bis dato nicht einmal zu äußern getraut hatte. Sein Vater fiel aus allen Wolken. In seinem Wertesystem zählte nur harte Arbeit. Die Arbeit mit Kranken erschien ihm entwürdigend, zu wenig maskulin und ein Zeichen von Schwäche. Ich brauchte aber nicht sehr lange, um ihm diesen Zahn zu ziehen. »Man stelle sich vor, ein Einsneunzig-Kerl wie Sie kriegt einen Herzinfarkt, und um Sie herum wuseln im Krankenhaus nur verhuschte dünne, kleine Schwesterchen und versuchen, Sie wieder ins Bett zu heben, nachdem Sie auf dem Weg zum Klo hingefallen sind. Dann wären Sie auch froh, wenn ein Mann wie Ihr Sohn mal eben kurz mit anpackte. Ich bin sicher, dass auch Sie in Ihrer Kindheit immer eine Menge Verantwortung tragen mussten, obwohl Sie dieser noch gar nicht gewachsen waren.« Und so erzählte Mireks Vater, dass er als Erstgeborener von vier Kindern durch den frühen Tod seines eigenen Vaters schon im Alter von 13 Jahren mit harter Arbeit für die Familie hatte sorgen müssen und tatsächlich vor einigen Jahren einen Herzinfarkt erlitten hatte.

Mirek wuchs in dieser Sitzung über seinen Vater hinaus. Ich glaube, es hatte noch nie zuvor jemand gewagt, die väterlichen Qualitäten von Mireks Vater infrage zu stellen, doch dies musste sein, damit Mirek die Chance hatte, seinem Vater dessen Schwächen nicht anzukreiden, sondern zu vergeben. Kinder tragen oftmals die Lasten ihrer eigenen Eltern – ohne dies zu wissen. »Nachahmungslernen« nennt man das.

FALL 5: ALS SOHN ERFOLGLOS, ALS ERWACHSENER FREI ‰

Wochen nach unserem Coaching rief Mirek mich an und fragte, ob es denn normal sei, dass er noch immer ein halbes Päckchen Zigaretten am Tag rauche (anstelle von 30 Stück pro Tag wie bisher). Ich war sehr verwundert, da wir das Thema Rauchen nur ganz marginal besprochen und nicht vertieft hatten, schließlich ging es im Termin um hartnäckigen Alkoholismus, was meiner Ansicht nach doch sehr viel ernster ist als ein paar Zigaretten. Eigenen Angaben zufolge hatte Mirek lediglich zum Geburtstag seiner Mutter vor einer Woche mit einem Glas Sekt angestoßen und danach auch nicht weitergetrunken. Ich versprach ihm ein Telefoncoaching, um das Thema Rauchen zu Ende zu bringen. Bei der Gelegenheit redete ich noch kurz mit dem Vater, welcher mir sagte, dass er seinen Sohn nun mehr respektiere, und mir verriet, dass Mirek sich Unterlagen für eine Ausbildung zum Chiropraktiker angefordert hätte. Anmerkung: Für die kurative Arbeit als Chiropraktiker braucht man sowohl Hände, die zupacken können, als auch eine enorme Sensitivität und menschliches Einfühlungsvermögen.

‰ LIVE AUS DER PRAXIS

FALL 6: DIE LUSTIGE ANITA TRANK, UM DEN SEX ZU ERTRAGEN

Einen sehr tragischen Fall erlebte ich kurz vor dem Umzug von Dortmund in meine neuen Institutsräume in Iserlohn im November 2007. Begleitet von vorweihnachtlicher Stimmung und einem föhnartigen Zwischenhoch mit Temperaturen um 15 Grad meldeten sich zunehmend Klienten, die mit aufkommenden Depressionen zu kämpfen hatten, was im Spätherbst schon fast als »saisonbedingt« anzusehen ist. Als die 47-jährige Anita anrief und um einen dringenden Termin für ein Coaching bat – mit der Zielsetzung, ihr bei Niedergeschlagenheitsanfällen weiterzuhelfen –, war ich mit meiner Terminvergabe bereits bei Mitte Februar – viel zu spät für ein Notfallcoaching. Ich brauchte also eine schnelle Lösung, um dieser Frau zu helfen.

So beschloss ich, entgegen meiner Gewohnheit, sie am Telefon zu coachen, doch zuvor sollte sie sich innerlich darauf vorbereiten. Ich bat sie um das Ausfüllen eines Fragebogens und um ein Foto von ihr. Eigentlich lehne ich persönlich reine Telefoncoachings strikt ab, da ich am Telefon nur sehr wenige Informationen von meinen Klienten bekommen kann. Damals gab es ja noch nicht die Möglichkeiten der Videotelefonie. Aufschlussreiche Daten wie Lidschluss, die Anspannung der Mundwinkelmuskulatur oder Stirnfältchenbildung bei bestimmten Reizworten bekomme ich am Telefon nicht mit, aber ich wollte das Risiko eingehen, da ich intuitiv den Eindruck hatte, dass diese Frau ohnehin kurz vor der Lösung ihres Rätsels stand.

Als ihre Unterlagen nach ein paar Tagen ankamen, war ich sehr überrascht: Ich sah auf dem Foto eine Frau, die mit einer viel zu jugendlichen Frisur und viel zu viel Schminke

FALL 6: DIE LUSTIGE ANITA TRANK, UM DEN SEX ZU ERTRAGEN

offenbar krampfhaft versuchte, jung zu bleiben. Sie beschrieb sich selbst als gesellig und lustig. Doch ihr Lachen wirkte sehr bemüht, und dunkle Schatten unter den Augen und tiefe Falten unter den Mundwinkeln verrieten, wie sich diese Frau wirklich fühlen musste. Das alles passte zu einer sehr energielosen Stimme, mit der sie am Telefon dennoch einen betont jugendlichen Jargon pflegte.

Anita war als einziges Kind bei ihren Eltern Alfons und Marita aufgewachsen. Durch ihr Sternzeichen Krebs schloss ich darauf, dass sie, wie alle Wasserzeichen (Fische, Krebs, Skorpion), ganz besonders empathisch sein musste und überdies eine große Bereitschaft zur Fürsorge hatte. Zudem sagt man den Krebsen nach, dass diese nicht so sehr als weise, reif und streng wahrgenommen werden möchten, sondern eher als liebenswürdig, hilfsbereit und lebensfroh. Krebse wollen nicht erwachsen werden, sagen Astrologen. Ich selbst habe mir im Laufe meiner nun 35-jährigen Berufserfahrung abgewöhnt, beobachtbare Phänomene als Spinnerei abzutun, nur weil die Naturwissenschaft sie nicht erklären kann. Und somit betrachte ich die Angabe des Sternzeichens als sehr aufschlussreich, wenngleich ich mitnichten die Sterne im Weltall für diese Persönlichkeitsmerkmale verantwortlich mache, sondern ein Naturgesetz. Wenn Sie wissen möchten, wie ich damals darauf gekommen bin, ohne meine Prinzipien als Wissenschaftler aufzugeben, schauen Sie sich mein 30-minütiges Video auf www.keine-angst-vor-sternzeichen.de an.

Anita war seit über 20 Jahren mit ihrem zehn Jahre älteren Mann Manfred verheiratet, doch die Ehe war geprägt von Streit und Missverständnissen. Mangelndes Selbstvertrauen auf beiden Seiten machte eine lösungsorientierte Kommunikation seit Jahren unmöglich. Dennoch hielt irgendetwas die beiden traurig und unharmonisch zusammen. Anita trank enorme Mengen Alkohol, aber interessanterweise nicht so sehr in Gesellschaft, sondern zu Hause, meist abends. Meist waren es Spirituosen wie Wodka, Korn oder Rum, mit denen sich Anita »abschoss«, bevor sie dann sturzbetrunken zu Bett ging. Sehr seltsam, wo doch das Bett eigentlich ein erwartungsfreier Raum ist, in welchem man nicht mehr zu funktionieren hat – mit einer Ausnahme natürlich: beim Sex. Und genau das brachte mich auf die Spur.

Bereits im Alter von fünf Jahren hatte Anita mitansehen müssen, wie ihr eigener Vater, der selbst sehr viel trank, sexuelle Übergriffe an ihrer Mutter verübte. Die Kleine fühlte sich hierbei nicht nur extrem hilflos, sondern sie spürte, empathisch, wie sie war, das Leiden der Mutter fast hautnah. Jahre später heiratete Anita Manfred, der nicht nur wesentlich älter als sie, sondern in vielerlei Hinsicht unterbewusst eine Vaterfigur für die Frau war. Anita versuchte, einen alten Konflikt aufzulösen, indem sie danach strebte, für Manfred eine »liebe und gute Frau« zu sein – und tat genau das Gleiche wie ihre Mutter: Sie ertrug den Sex mit dem »vermeintlichen Tyrannen«.

Ein tiefes Mitleid mit der Mutter war der unglaublich tragische Grund, warum Anita überhaupt mit Manfred zusammengekommen war und darüber hinaus ihre eigene Gesundheit dem Alkohol opferte.

Die Lösung bestand nun zum einen darin, dass ich Anita in einer sehr eindrücklichen Hypnose all dies zu Bewusstsein brachte, zum anderen, dass sie sich einmal in die Lage von Manfred versetzte, um die Motive seiner Unzufriedenheit zu ergründen.

Anita stockte fast der Atem, als ihr das Muster klar wurde, nach welchem sie ihre Ehe bis jetzt geführt, ja gar ihr Leben gelebt hatte. Sie verstand, dass Sie sich tatsächlich in einem einzigen Kampf um Erlösung für die Pein der geliebten, aber schwachen Mutter befand, sie damit quasi ihr eigenes Leben noch gar nicht gelebt hatte. Ich habe noch nie eine Frau am Telefon so erschütternd weinen hören, doch mein Leitspruch lautet: »Ohne Happy End geht bei mir keiner nach Hause« – auch am Telefon nicht. So zeigte ich ihr ein paar Perspektiven für die Zukunft auf. Nachdem Anita sich wieder beruhigt und etwas Zuversicht gewonnen hatte, resümierte sie selbst, dass ihr nun klar sei, warum sie nicht in Gesellschaft zu trinken brauchte – und nun auch nicht mehr vor dem Zubettgehen. Anita beschloss, sich von ihrem Mann zu trennen, um sich selbst und ihm die Chance auf eine wirkliche Partnerschaft zu geben.

Ich persönlich denke, eine Trennung – die im Übrigen nicht automatisch »Rosenkrieg« bedeuten muss, sie kann auch liebevoll vonstattengehen, wenn man einfach nicht mehr zusammenpasst – ist kein Verbrechen. Ein moralisches Vergehen wäre es doch eher, aus Mitleid oder Angst mit jemandem zusammenzubleiben, mit dem man aber gar nicht glücklich ist – denn der andere kann so ja ebenfalls nicht glücklich sein. Und sich von jemandem zu trennen, bei dem man krank wird, ist ja wohl besser, als seine Gesundheit und seine Würde komplett zu verlieren.

‰ LIVE AUS DER PRAXIS

FALL 7: EHEBETRUG, SELBSTBETRUG UND SELBSTBETÄUBUNG

Dieser Fall kommt aus dem Erfahrungsschatz meiner Ehefrau Andrea. Sie begleitet als Coach Menschen sehr erfolgreich nur am Telefon – ich bewundere immer, wie sie das macht, denn ich persönlich möchte die Klienten lieber sehen, idealerweise sogar live und direkt vor mir, aber Andrea braucht nur ein Telefon. Sie ist derart intuitiv und aufmerksam, dass sie alles, was sie für ein Coaching benötigt, aus der Stimme, dem Dialekt und Tonfall, der Sprachgeschwindigkeit, Lautstärke, Wortwahl und Tonmelodie heraushört, um einen Menschen präzise zu erfassen. So auch im Fall von Margarete.

Die gebildete Mittfünfzigerin wandte sich Hilfe suchend wegen eines Alkoholproblems an uns. Jeden Tag ziemlich genau eine Flasche Sekt, doch an den Wochenenden trank sie so gut wie gar nicht. Ihre Stimme war geprägt von einem appellierenden Jammern, wie es Kinder oft an den Tag legen, wenn sie Mitleid erregen wollen. »Ich armes Mädchen« schien die unterschwellige Botschaft dieses Tonfalls zu sein. Ihrer Hilflosigkeit gab sie mit der immerzu wiederholten Frage »Was soll ich denn tun?« Ausdruck. Die allein lebende Margarete hatte seit sehr vielen Jahren eine heimliche Affäre mit einem vermögenden, aber verheirateten Mann, der stets beteuerte, er würde seine Frau nicht mehr lieben, aber sich aus wirtschaftlichen Gründen noch nicht von ihr trennen wollen. Sie bezeichnete ihn als »ihre große Liebe«. Schnell war Andrea klar, dass Margarete längst ihre Würde verloren hatte und sich an einen Mann band, der sich wohl niemals ganz zu ihr bekennen würde. »Aber er liebt mich doch« beteuerte die Klientin in jedem Gespräch und meinte damit eigentlich, dass der Sex gut war, denn viel mehr erlebten die beiden in

FALL 7: EHEBETRUG, SELBSTBETRUG UND SELBSTBETÄUBUNG ‰

ihrer geheimen Wochenendbeziehung nicht. Andrea machte deutlich, dass es ihr als Coach und Profi gleich sei, ob sie einen, zwei oder fünf heimliche Liebhaber habe, es gehe ihr nur darum, dass Margarete glücklich sei – egal wie und womit. Im nächsten Schritt half Andrea Margarete dabei, sich nicht mehr für ihren Alkoholkonsum zu schämen. Wenn ein erwachsener Mensch Alkohol trinken möchte, so soll er das doch bitte tun. Wo ist denn das Problem? Die Befreiung vom schlechten Gewissen sorgte überraschenderweise bei Margarete nicht für ungehemmten Konsum, sondern für das Gegenteil. Gelegentlicher Genuss, ganz ohne Druck und daher kein Kompensationstrinken mehr. Es fiel ihr auf, dass sie sich unter der Woche irgendwie nicht mehr so einsam fühlte, was sie zuvor mit Alkohol gut verdrängt hatte.

Nach drei Wochen berichte Margarete stolz, dass sie wie von Zauberhand nur noch wenige Gläser trinke und mittlerweile tagelang überhaupt kein Verlangen mehr nach Sekt habe.

Das Coaching fand sein erfolgreiches Ende nach sieben Telefonaten darin, dass Margarete zu ihrer Würde zurückfand, so gut wie gar nicht mehr trank und bereit war, den Mann, der seine Frau betrog, ziehen zu lassen. An den Wochenenden ging sie nun hin und wieder Tennis spielen, obwohl ihr Freund versucht hatte, es ihr auszureden. Sie erkannte, dass er ja nicht nur seiner Frau gegenüber unaufrichtig war, sondern auch ihr gegenüber. Sie hatte sich jahrelang vergebens Hoffnung gemacht und ihre Enttäuschung in Sekt ertränkt. Im letzten Telefonat, das die beiden Frauen führten, klang Margaretes Stimme, kraftvoller und angenehmer als je zuvor. Die Frage »Was soll ich tun?« verschwand übrigens im Laufe der Wochen vollends aus ihrem Sprachrepertoire. Sie wusste nun offenbar genau, was sie wollte.

‰ LIVE AUS DER PRAXIS

FALL 8: WIE DER LETZTE TOD DIE ZUKUNFT RETTETE

Der erfolgreiche Geschäftsmann Heini war einer meiner ersten Klienten, als ich damals mit 34 Jahren in Dortmund anfing, professionell zu arbeiten. Heinrich, wie er eigentlich hieß, kam aus einer erfolgreichen westfälischen Kaufmannsfamilie. Mit viel Fleiß und der tatkräftigen Unterstützung einer überaus dominanten Ehefrau baute er das florierende Handelsunternehmen weiter aus. Der freundliche Mann war humorvoll, weltoffen und kam damals auf Empfehlung. Sein Problem lautete: Er trank zu viel. Obwohl er stets sehr früh aufstehen musste, ging er für gewöhnlich erst zu Bett, wenn er »sternhagelvoll« war.

Die Ursache war schnell erkannt: Eine tägliche hohe Arbeitsbelastung, auch am Wochenende, einen übermächtigen Vater, der als erfolgreiches Vorbild alles überstrahlte und es daher dem Sohn nie möglich gemacht hatte, aus seinem Schatten herauszutreten. Egal was Heini leistete, es war für den Vater, der immer alles besser konnte, nie gut genug. Seine Mutter, eine überaus strukturierte, disziplinierte, aber auch etwas gefühlskalte Steinbock-Frau hatte keine Wahrnehmung dafür, dass Heini mit seinen Besäufnissen eigentlich um Hilfe schrie. Der Junge lernte, seine Bedürfnisse und Gefühle zu unterdrücken und pflichtbewusst linientreu den elterlichen Vorgaben zu folgen. Ein schweres Selbstsabotageprogramm sorgte dafür, dass immer irgendetwas schiefging, wenn er einmal eigene Ideen hatte, wie etwa eine Großabnahme von Ware aus Pakistan oder eine gewagte Produkteinführung. Lieferanten waren nicht pünktlich, die Ware war fehlerhaft oder der Hauptabnehmer hielt sich nicht an Vertragsvereinbarungen. Es war wie verhext.

Damals verhalf ich ihm dazu, sich emotional von den Eltern abzunabeln, sodass er sich weniger mit ihnen verglich und dadurch etwas gelassener durch den Alltag kam. Nach nur zwei Terminen berichtete er mir erfreut, dass er sich nicht mehr betrinke. Durch seinen Erfolg angelockt, kam nach und nach die ganze Familie mit verschiedenen Themen zum Coaching. Da gab es Missbrauchsthemen, Kriegstraumatisierungen, Geschwisterstreitigkeiten und so weiter.

Viele Jahre hörte ich nichts mehr von Heini, bis er mich eines Tages anrief und fragte: »Erinnern Sie sich noch an mich? Sie hatten mir damals geholfen, das Trinken sein zu lassen.« Ich muss gestehen, im Laufe der Jahre verblasst schon mal die ein oder andere Erinnerung aufgrund der vielen Menschen, mit denen ich arbeite. Manchmal kommt es sogar vor, dass ich am Ende eines Coachings, das in der Regel ja mehrere Stunden dauert, zwar alle biografischen Daten des Klienten auf dem Schirm habe, als hätte ich damals mit ihm im Sandkasten gespielt, aber seinen Nachnamen nicht mehr weiß. Ich habe lange überlegt, woran das liegen könnte und bin zu dem Schluss gekommen, dass ich mich vor allem auf die Problemlösung des Klienten fokussiere und nicht so sehr auf dessen Namen. Tröstlicherweise höre ich das von vielen Profis, dass man irgendwann ein wenig den Überblick verliert, wem man eigentlich so alles geholfen hat. Aber an Heini konnte ich mich gut erinnern. Vielleicht, weil mir damals als junger Coach ein Problem anvertraut wurde, bei dem ich mich zunächst leicht überfordert fühlte und es dennoch erfolgreich lösen konnte. Heini beschrieb mir, dass zwischenzeitlich sein Vater verstorben und seine Ehe in Gefahr sei und er wieder angefangen habe, sich zu betrinken. Beruflich laufe es nicht mehr so rosig, und er fühle sich einfach nicht mehr Herr der Lage. Wir vereinbarten ein Treffen in meinem Institut.

LIVE AUS DER PRAXIS

Wenn man sich auf seinen Coach bereits »eingeschossen« und einen Erfolg davongetragen hat, ist es bei einem weiteren Termin für den Klienten und auch den Coach wesentlich einfacher, zum Punkt zu kommen und die Lösung zu entdecken. Doch was ich in dem Termin erlebte, überraschte selbst mich als »alten Hasen«. Nachdem wir die Umstände und Hintergründe besprochen hatten, wurde mir klar, Heini hat gelernt, auch in großer Not zu funktionieren. Der freundliche kleine Mann mit den herzlichen Lachfältchen um die Augen hatte gelernt, trotz widrigster Umstände den größten Druck auszuhalten, und er konnte nach nur vier Stunden Schlaf, sogar mit Restalkohol im Blut aufstehen und arbeiten. Das macht die Arbeit für mich nicht einfach, denn warum sollte Heini großartig etwas ändern? Zähne zusammenbeißen, weitersaufen und weiterarbeiten; das System funktionierte doch offenbar. Wenn jemand ein extremes Problem hat und einen großen Leidensdruck verspürt, gerät die herkömmliche psychiatrische Vorgehensweise schnell an ihre Grenze. Schwierige Fälle sind schwierig zu therapieren, so heißt es. Bei uns ist es genau umgekehrt: je schlimmer das Symptom, desto leichter der Ausweg. Und eben auch: Wenn man mit den Symptomen ebenso gut auch weiterleben kann, gibt es ja keine Notwendigkeit zur Abkehr davon. Aber Heini gab mir selbst den entscheidenden Hinweis für seine Lösung, eigentlich gab er sich selbst sogar den Schlüssel in die Hand.

Zur Hypnoseeinleitung bat ich ihn, es sich im Liegesessel komfortabel zu machen und mit den Augen einen Punkt über sich zu fixieren, ohne zu blinzeln. Das Ermüden der Augen sorgt dann nach kurzer Zeit für einen automatischen Lidschluss. Mit zufallenden Augenlidern, die dann einfach geschlossen bleiben, gestaltet sich für viele

FALL 8: WIE DER LETZTE TOD DIE ZUKUNFT RETTETE

Klienten eine Trance stabiler. Ich zählte von zehn bis null und erlaubte ihm, bei fünf die Augen zu schließen. Nachdem Heinis Trance tief genug zu sein schien und die Atmung ruhig und gleichmäßig wurde, forderte ich ihn auf, sich von den eigenen Gedanken einmal überraschen zu lassen. Ich würde seinem Unterbewusstsein nun die Frage stellen, die die Lösung für seine Probleme wäre. Die Formulierung dieser Anweisung hielt ich absichtlich so vage, damit er nicht anfangen würde, rational nachzudenken, sondern ganz passiv abzuwarten, was da so aus dem Unterbewusstsein hochkäme.

»Was geht Ihnen jetzt durch den Kopf? Sagen Sie mir genau, an was Sie denken, egal ob es logisch klingt oder nicht«, fragte ich mit ruhiger Stimme. Nach ein paar Momenten sagte Heini tonlos: »Ich bin auf der Straße.« Da Menschen in Trance in der Regel eher passiv und nicht proaktiv sind, muss man denen bei Befragungen meist »die Würmer aus der Nase ziehen«, wenn man Antworten möchte. Das kann mitunter für den Coach sehr mühsam sein, also verkürzte ich den Vorgang mit der Anweisung: »Schauen Sie genau hin, wo Sie sind, was Sie tun und wann es stattfindet. Beschreiben Sie mir nun alles, was Ihnen einfällt.« Zu meiner großen Überraschung berichtete mir Heini in seiner Trance, es sei das Jahr 1760 und er heiße Jakob. Er sei sturzbetrunken und auf dem Weg nach Hause zu seiner Frau. Auf der engen Straße nähere sich mit hoher Geschwindigkeit eine Pferdekutsche. Beim Versuch auszuweichen, taumele er und stürze in den Graben. Jakob höre noch das Lachen der Leute in der Kutsche und bleibe dann regungslos liegen, unfähig, sich zu bewegen.

Ich bat Heini, in der Zeit weiterzugehen und mir zu sagen, was geschehen würde. Plötzlich fing dieser ausgewachsene, erfolgreiche Mann hemmungslos an zu schluchzen.

»Ich sterbe«, sagte er mit tränenerstickter Stimme. »Ich verrecke da einfach. Niemand findet mich. Ich verrecke im Suff wie ein Penner!«, waren seine entsetzten Worte. Ich forderte ihn auf, aus der Distanz heraus ganz ruhig seinen toten Körper zu betrachten. Dann ließ ich »Jakob« an einem gedachten linearen Zeitstrahl einfach weitergehen, bis hin zu seiner Zeugung und Geburt als Heinrich im 20. Jahrhundert. Ich ließ ihn spüren, dass er nun eine neue Chance bekomme, ein glücklicheres Leben zu leben. Neue Eltern, neue Umstände und neue Fähigkeiten, mit Problemen umzugehen. Heini schüttelte es vor Weinen erneut, aber diesmal waren es Freudentränen. Als ich ihn mit dem Gefühl »neues Spiel, neues Glück« aus der Trance holte, stand er auf und fiel mir in die Arme. Wow! So eine emotionale Reaktion von einem, der gelernt hatte, in jeder Lebenslage seinen Mann zu stehen. Ich war genauso überwältigt wie er. Er erzählte mir, dass ihm etwas klar geworden sei: Wenn er so weitermachte wie bisher, würde er eines Tages nicht nur die Kontrolle und Gesundheit verlieren, sondern auch seine Würde. Das saß! Damit hatte Heinrich einen emotionalen Grund höchster Priorität.[23] Eine solche Zukunft galt es unter allen Umständen zu vermeiden.

Wir verabschiedeten uns.

Nach zwei Wochen rief mich eine Mitarbeiterin von ihm an und wollte einen Termin bei mir, sie war fasziniert, dass ihr Chef nicht mehr trinke und »irgendwie so anders ist, so fröhlich«.

Manchmal braucht man einfach mal das eigene Schicksal vor Augen, um die Zukunft abzuwenden.

VON ANTI-COACHES UND DER ERKENNTNIS ZUM ERFOLG

Ein Coaching kann sehr gravierend das Leben verändern, wenn man dazu bereit ist, und dennoch habe ich auch einige Beispiele von Menschen, die selbst nach einem erfolgreichen Coaching wieder in ihr altes Muster zurückfallen. Die Gründe hierfür sind meist die gleichen: Entweder es sind die gutmeinenden »Anti-Coaches«, wie ich sie nenne, die zwar keine blasse Ahnung davon haben, was ich mit dem Klienten besprochen habe und in welchem Prozess er sich gerade befindet, aber es einfach nicht fertigbringen, sich mit ihrer Meinung mal zurückzuhalten. Aber gegen solche kann man einen Klienten natürlich auch immunisieren, wenn die Gefahr besteht, dass sich emotional relevante Anti-Coaches, wie Ehepartner, Freunde oder Familienangehörige, im Umfeld befinden. Ein weiterer Grund für zögernden Erfolg findet sich bei Menschen, die einfach Angst haben, ohne Symptome wären sie schutzlos. Auf sich aufmerksam machen und Rücksichtnahme erpressen wollen, ein Alibi für Versagen benötigen und zeigen, wie wenig andere Menschen bitte schön von einem erwarten dürfen – das sind Gründe, warum nach anfänglicher Euphorie dann noch einmal ein Absturz kommt. Solchen Menschen sage ich dann immer Folgendes: »Sie dürfen Ihr Symptom behalten, wenn Sie möchten, doch Sie selbst müssen abwägen, ob sich dieses Leid lohnt. Sie dürfen weiterhin Ihre Mitmenschen dazu zwingen, sich sorgenvoll um Sie zu kümmern, doch bitte bedenken Sie eines: Sie können echte Zuneigung nicht erpressen. Noch wenden sich Ihre Mitmenschen nicht von Ihnen ab, sei es aus Höflichkeit, Feigheit oder Liebe. Doch was geschieht, wenn Sie eines Tages zur echten Last werden, wenn Ihre Mitmenschen so richtig die Nase voll von Ihrem Gejammer haben? Dann können Sie symptomatisieren, so viel Sie wollen, es wird keinen mehr interessieren. Menschen interessieren sich nicht wirklich dafür, warum Sie so sind, wie Sie sind, sondern letztlich nur dafür, ob Ihre Anwesenheit nervt oder guttut. Besser wäre es also, Sie begeistern Ihre Liebsten damit, wie sehr Sie sich zum Positiven hin entwickeln. Werden Sie ein Hoffnungsträger, ein lebendiges Symbol der Erneuerung. Machen Sie da weiter, wo Sie aufgehört haben, und fangen Sie erneut Feuer an sich selbst. Begeistern Sie sich und stecken Sie alle damit an. Glauben Sie, Sie müssten dann noch jammern? Wenn alle von Ihnen beeindruckt sind, glauben Sie, ein Rückfall ins alte Muster hätte dann noch irgendeinen Vorteil für Sie?«

Nach einer solchen oft telefonischen »Kopfwäsche« wird auch vielen »Härtefällen« letztlich klar, dass man für sich selbst die volle Verantwortung trägt – aber damit auch die Freiheit zu entscheiden, wie man lebt. Und mit dieser Erkenntnis beginnt der Weg in die Unabhängigkeit.

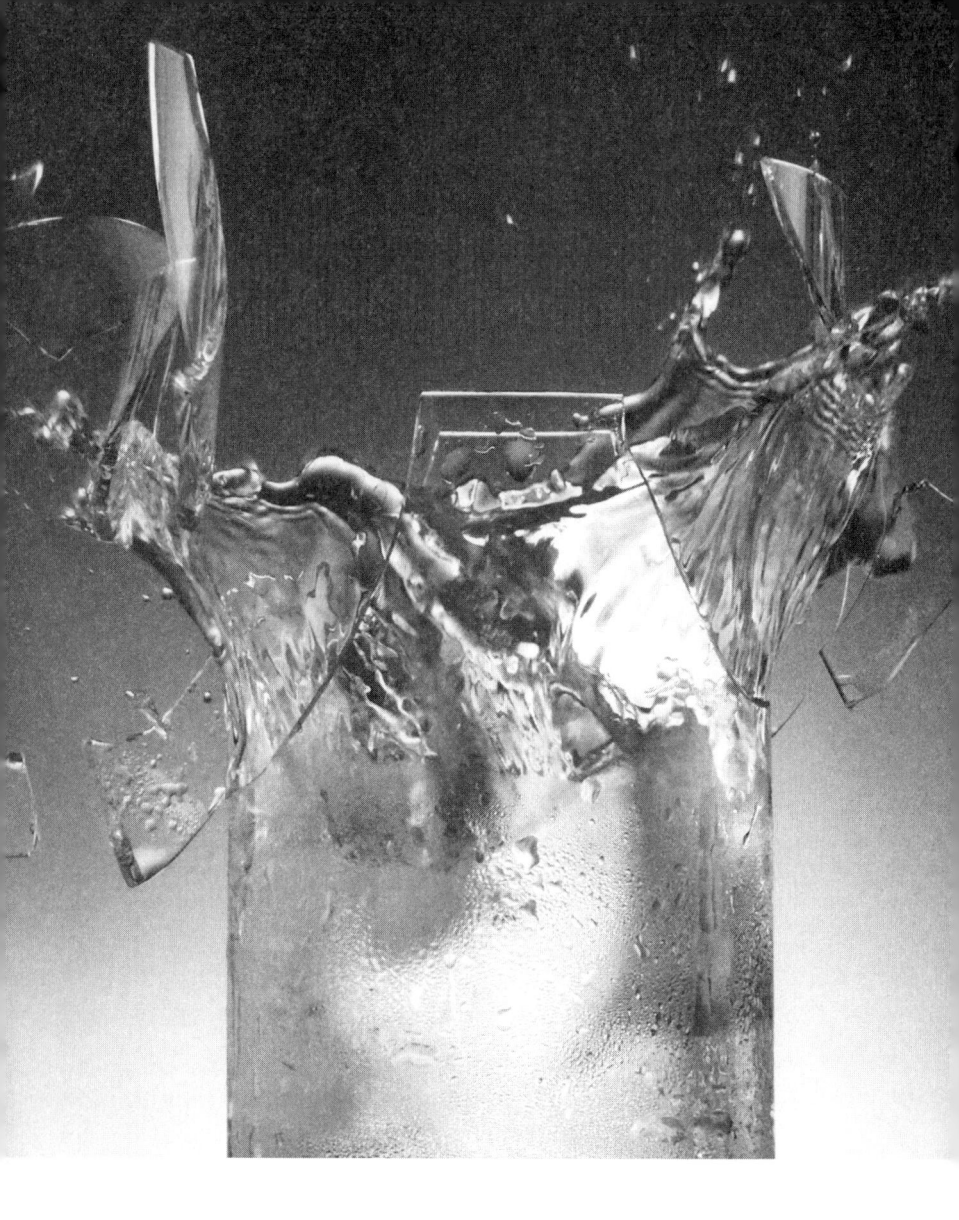

WIE SIE ENDLICH DEN ALKOHOL BESIEGEN!

Kommen wir zum letzten Kapitel. Sie haben nun ein gutes Gefühl dafür bekommen, ob Sie ein Alkoholgenießer, ein Trinker oder ein entgleister Alkoholmissbraucher sind. In den beiden letzten Fällen lohnt es sich, ein wenig in die Seele zu schauen, ob Sie etwas belastet. Ändern kann man nur Dinge, die man kennt. Und wenn man sie kennt, braucht man ein Ziel, welches man unbedingt erreichen will – nicht sollte, möchte oder darf –, sondern unbedingt will. Das Ziel muss die höchste emotionale Priorität haben, die möglich ist, wie im Fallbeispiel von Heinrich, der seine Würde nicht verlieren wollte.

Wenn Sie im Alltag »triggerbar« sind, also bestimmte Situationen oder gar Gedanken einen starken negativen Einfluss auf Ihre Gemütslage haben, ohne dass Sie dagegen etwas tun können, dann können Sie sicher sein, die Ursache liegt in der Interpretation der Kindheitserlebnisse begraben. Daher muss dort auch die Lösung platziert werden. Das ist das emotionale Umdeuten, das Reframing, von dem ich oben schon gesprochen hatte.

Ist die seelische Wunde erst mal verheilt, dann kann man sogar jedem noch so hartnäckigen »Suchttrinker« helfen, wieder ohne Angst Trinker oder Nichttrinker zu sein.

Entscheidungsfreiheit statt Zwang lautet das Ziel. Also gilt für die Spiegeltrinker, erst die Ursachen auflösen, dann den Alkoholkonsum herunterfahren.

ERST THERAPIEREN – DANN ENTZIEHEN!

Jeder 15-jährige Computerfreak weiß: Erst muss das Virus von der Festplatte gelöscht werden, dann kann man neue Programme installieren. Jeder Klempner weiß: erst Wasserhahn abdrehen, dann Pfütze aufwischen – nicht umgekehrt! In meiner Beratungspraxis hat sich bewährt, bei Delta-Trinkern – das sind die, deren Organismus bei plötzlicher Abstinenz lebensbedrohliche Gegenregulationen erzeugt, um die Entzugssymptome zu bekämpfen – erst die Hintergründe des Alkoholmissbrauchs aufzudecken, damit das Verhalten zu verändern und dann den Alkohol abzusetzen. Ausschleichend über den Zeitraum von einer bis zwei Wochen kann das jeder medizinische Laie, ohne Entzugskrämpfe zu riskieren, wie oben beschrieben. Daraus ergibt sich für den behandelnden Arzt eine ungeahnt hohe therapeutische Erfolgschance. Der Ansatz und die Methode zur Ursachenanalyse stehen zur Verfügung und sind erlernbar.

Merkt ein Ex-Trinker, dass der Alkohol keine emotionale Macht mehr über ihn hat, unterscheidet er sich in seinem Empfinden und Verhalten nicht weiter von einem »gesunden Normaltrinker«. Da der oft erwähnte gesundheitsfördernde Aspekt des Alkohols umstritten ist, wäre es allerdings im Sinne einer gesunden Lebensführung sicher besser, überhaupt keine vermeidbaren Gifte in hoher Dosis zu sich zu nehmen – auch keinen Alkohol. Nur sollte dies keine Abstinenz durch Disziplin sein, sondern Verzicht aufgrund freier Entscheidung. Es gibt übrigens von schwedischen Forschern eine Untersuchung aus dem Jahr 2019,[24] die den Schluss zulässt, dass ein mäßiger Alkoholkonsum sich bei bestimmten Krankheitsbildern sogar positiv auswirken kann. Beispielsweise kann der Verlauf der rheumatoiden Arthritis bei Genuss von einem alkoholischen Getränk pro Tag deutlich gemildert werden. Zudem verlängert mäßiger Alkoholkonsum das Leben und senkt das Risiko für Herz-Kreislauf-Erkrankungen um 25 Prozent. Auch Demenz, Diabetes und Osteoporose treten seltener auf als bei Menschen, die Alkohol strikt meiden. Die Erklärung für viele positive Wirkungen ist recht einfach. Nicht nur Alkohol bzw. das in der Leber metabolisierte Acetaldehyd dockt an Opiatrezeptoren an und dient somit der Senkung der Stresshormone. Wer sich entspannt, sorgt automatisch für eine Verbesserung seiner Blutzuckerwerte, des Fettstoffwechsels und selbstverständlich auch des Blutdrucks. Gelenk- und Muskelschmerzen durch chronische Verspannungen und ein gereizter Darm als Folge eines dauerhaft erhöhten Stresspegels können ebenso wie Schlafstörungen, Ängste und Depressionen mit Anti-Stress-Maßnahmen verhindert oder zumindest verringert werden. Das erklärt vielleicht auch, warum viele berühmte Persönlichkeiten wie Hemingway, Beethoven oder van Gogh trotz seelischer Probleme Geniales leisten konnten – sie tranken. Und nur so als Gedankenanregung: Warum hat Jesus eigentlich Wasser in Wein verwandelt und nicht umgekehrt? Kannte er vielleicht die erwiesenermaßen cardioprotektive Wirkung?

GENUSSTRINKEN VERSUS ABSTINENZ UND KONTROLLIERTES TRINKEN

Die Debatte um das optimale Therapieziel bei der Behandlung von Alkoholikern zieht sich schon seit fast siebzig Jahren durch die Literatur – und sie ist müßig. Folgt man den gängigen Beschreibungen zum Thema, so gewinnt man schnell den Eindruck, einige Therapeuten würden versuchen, sich selbst ein Bein zu stellen, nur um nicht durchs Ziel laufen zu müssen. Die Krux beginnt mit der Uneinigkeit der Autoren über das Phänomen »Alkoholismus und Rückfall« an sich.

Der schon erwähnte Prof. Dr. Joachim Körkel hat sich dem Diskurs einmal mutig gestellt. So liest man bei ihm in »Der Rückfall des Suchtkranken. Flucht in die Sucht?«[25], dass es noch nicht einmal eine einheitliche Definition von »Rückfall in den Alkoholismus« gibt. Einige Autoren bezeichnen jedwede Alkoholaufnahme als Rückfall, andere versuchen, mit einem definierten Grenzwert für die Aufnahme reinen Ethanols (etwa 48 bis 120 g pro Tag) den Rückfall zu fassen und gelegentlichen Konsum als »Ausrutscher« zu werten. Körkel schreibt, unter »Rückfall« könne man einen »Misserfolg im Bemühen einer Person, irgendein Verhalten zu verändern« verstehen. Die gängige, in Selbsthilfegruppen und professionellen Behandlungssystemen zugrunde gelegte Definition lehne sich an die Autoren O'Brien und Quan aus dem Jahre 1965 an: »Ein Rückfall liegt dann vor, wenn ein ›trockener‹ Alkoholiker nach einer Phase völliger Abstinenz eine beliebige Menge Alkohol zu sich nimmt.« Körkel hat als psychotherapeutischer Leiter einer Suchtklinik oft erlebt, wie schwer abhängige Patienten dem Druck der Abstinenz nicht standhielten und nach der Therapie wieder zu trinken begannen. Entgegen der gängigen Erwartung – wer einmal süchtig war, kann seine Sucht niemals kontrollieren – schafften sie es aber, mit seiner Therapie zum kontrollierten Trinken den Konsum über eine lange Zeit niedrig zu halten.

Es ist also für die Therapie erschwerend, was wir bereits bei Uwe Dolata erfahren konnten, nämlich dass Suchtärzte einem Alkoholpatienten einreden, ein einziger Tropfen Alkohol würde »die Krankheit wieder ausbrechen lassen«. Dies ist, ich muss es so sagen, eine schädliche Suggestion, die schlichtweg den klinischen Tatsachen widerspricht. Für mich als Praktiker ist diese ganze Phrasendrescherei nicht im Geringsten dienlich, wenn man einem Menschen bei der dauerhaften Lösung eines ernsthaften Gesundheitsproblems helfen will.

Jemandem das Trinken zu verbieten verfehlt völlig das Wesen des Verhaltensbildes. Das wäre wie einem geretteten Ertrinkenden das Baden zu verbieten. Man bräuchte ihm doch einfach nur das Schwimmen beizubringen.

Nicht umsonst werden rund 90 Prozent aller Alkoholiker nach einer Therapie spätestens im zweiten Jahr wieder rückfällig. Hierbei von »Therapie« zu sprechen ist eigentlich eine Beleidigung für jeden Therapeuten mit Anspruch und Würde.

Ich wiederhole: Meiner Ansicht nach sollte eine Sucht nur dann als therapiert bezeichnet werden, wenn nach der Behandlung der gleiche Zustand wie bei einem Nichtsüchtigen hergestellt ist. Dies bedeutet, dass ein Mensch, der einmalig eine beliebige Menge Alkohol konsumiert, definitiv kein Alkoholiker ist (sonst wäre ich das mit zehn Jahren schon gewesen, als ich einmal einen halben Liter Kefir trank, welcher bis zu 1 Prozent vol. Alkohol enthalten kann – und das ist mehr als im herkömmlichen Malzbier (mit bis 0,5 Prozent vol.). Das muss auch für Menschen

GENUSSTRINKEN VERSUS ABSTINENZ UND KONTROLLIERTES TRINKEN ‰

gelten, die vorher schon einmal als Alkoholiker definiert wurden. Wenn ein Beinbruch gut verheilt ist, kann man wieder tanzen und laufen. Wieso sollte das in Bezug auf Süchte anders sein? Ich habe vor vielen Jahren sogar mit Heroinsüchtigen gearbeitet, die, nachdem sie wirklich davon los waren, problemlos noch mal an einer Heroinzigarette ziehen konnten. Ohne ins alte Muster zurückzufallen – das war nämlich aufgelöst.

Nur so als Gedankenanregung: Erinnern Sie sich daran, wie Sie vielleicht als Baby an Ihrem Schnuller gehangen haben. Ein Schnuller ist eine Brustwarzensimulation und wirkt daher auf Babys beruhigend, weil beim Nuckeln daran das Gefühl von Sicherheit und Fürsorge durch die Mutter aufgerufen wird. Nimmt man einem Baby einfach den Schnuller weg, kann es sein, dass es laut weinend untröstlich protestiert. Irgendwann im Leben erreichen Menschen den Reifegrad, an dem der Schnuller zwar nicht seine Bedeutung verliert, aber seine Funktion; man braucht zur Sicherheit nicht mehr die Erinnerung an die Nähe der Mutter, sondern andere Maßnahmen. Und nun kommt's: Glauben Sie, dass Sie rückfällig werden, wenn Sie heutzutage als Erwachsener einmal dazu überredet werden, an einem Schnuller zu nuckeln, oder es gar versehentlich tun? Sie hatten doch als Baby deutlich beobachtbare »Entzugserscheinungen«.

Natürlich nicht, oder? Warum sollte man nach dem Auflösen eines Musters denn rückfällig werden können? Die Psyche macht keine Reiferückschritte. Obst übrigens auch nicht.

Überdies geht wohl kaum ein Mensch mit einer Alkoholspindel zum Messen der Tagesmenge des Ethanolgehaltes seiner Drinks in die Kneipe, daher gehe ich davon aus, dass es noch griffigere Möglichkeiten geben muss, *Alkoholismus, Rückfall* und *Therapie* begrifflich darzustellen. Ich frage mich, warum in der vorherrschenden Medizin eine solch unglaubliche Berührungsangst vor dem Subjektiven herrscht. Stets wird versucht, um jeden Preis möglichst »subjektfreie« Kriterien festzulegen. Dabei sind wir Menschen doch keine biochemische Fabrik, sondern völlig individuelle lebendige Systeme. Was für den einen Menschen gilt, gilt für den anderen noch lange nicht. Aus diesem Grund erscheint mir die folgende Betrachtungsweise von *Rückfall* am sinnvollsten:

Der entwöhnungsbereite Alkoholiker bestimmt selbst situationsgerecht und aktuell nach Empfinden, welcher Alkoholkonsum von ihm gewünscht und mit seinen sozialen und gesundheitlichen Interessen vereinbar ist. Missachtet er diesen Vorsatz in einer Art, dass er dies als chronisch unkontrollierbar wahrnimmt und die einsetzende alkoholbedingte Gegenregulation ein Weitertrinken erfordert, um sie erträglich zu halten, ist das bisherige ungewünschte Trinkmuster nicht überwunden. Der subjektive Leidensdruck gilt hier als die Messlatte für Erfolg und Misserfolg. Kein Leid – kein Problem.

Einfacher ausgedrückt: *Wer öfter mehr trinkt, als er möchte, und dies nicht kontrollieren kann, sodass er letztlich seinen Konsum steigert, ist nicht rückfällig, sondern nicht therapiert.*

Dies bedeutet zugleich, dass ein körperlich süchtiger Alkoholiker jemand ist, der chronisch mehr trinkt als nach eigenem bewussten Vorsatz gewollt, und dadurch einen körperlichen Regelkreis auslöst, welcher bei plötzlicher Abstinenz überschießende Gegenreaktionen (körperliche Entzugssymptome) verursachen würde.

Kontrolliertes Trinken (kT) ist übrigens nicht das Gleiche wie Genusstrinken. Unter kontrolliertem Trinken versteht man das Einhalten einer bestimmten gesundheits- und sozialverträglichen Trinkmenge in einem genau geplanten Zeitrahmen. Weshalb Trainingskonzepte zum kontrollierten Trinken für trockene Alkoholiker in der Vergangenheit so oft zum Scheitern verurteilt waren, liegt auf der Hand. Zur Kontrolle braucht man Disziplin. Doch genau das hypersensible Wahrnehmen von Erwartungsdruck, gepaart mit Überforderungs- und Versagensängsten, ist ja bei einem Trinker der Auslöser für das *unkontrollierte* Trinken, und diese seelische Befindlichkeit hebelt jede Disziplin schon im Ansatz aus.

Das kontrollierte Trinken kann also nur erfolgreich funktionieren, wenn man tatsächlich die »Alkoholiker-Persönlichkeit« therapiert hat, der Betroffene also voller Selbstvertrauen und Gelassenheit seine täglichen Aufgaben nicht länger als Überforderung, sondern als frei gewählt erkennt. Nur: Warum, zum Kuckuck, sollte man sich dann noch beim Trinken disziplinieren? Ein wirklich therapierter Trinker braucht per se kein Training zum kontrollierten Trinken, sondern ist entweder ein zufriedener Abstinenzler oder ein zufriedener Genusstrinker.

VIER FRAGEN, DIE ZUM DURCHBRUCH VERHELFEN

Wir haben viel über die psychologischen Ursachen des Trinkens gesprochen. Wenn Sie wirklich damit aufhören wollen, mehr zu trinken, als gut für Sie ist, wenn Sie Ihre Freiheit zu trinken tatsächlich wiederbekommen wollen, dann geht das mit diesen Fragen. Das Wichtigste sind selbstverständlich Ihre Antworten. Nehmen Sie sich viel Zeit dafür, machen Sie sich Notizen. Was jetzt kommt, kann wirklich Ihr Leben verändern. Bereit?

→ Was ganz genau stresst Sie?
→ Warum ist das so schlimm für Sie?
→ Was genau befürchten Sie?
→ Wofür lohnt es sich, das Befürchtete in Kauf zu nehmen?

Schauen wir uns diese Fragen im Detail an:

WAS GANZ GENAU STRESST SIE?

Damit ist absolut alles gemeint, was Ihnen ein negatives Gefühl macht.

Haben Sie ein schlechtes Gewissen, wenn Sie mal Ihre Ruhe haben wollen? Sind Sie im Alltag von den Erwartungen anderer gefordert? Ist der Blick in den Spiegel oder auf die Waage für Sie okay? Werden Sie morgens wach, wenn es erforderlich ist? Erholen Sie sich gut im Schlaf? Hat Ihr Partner Verständnis für Ihre Schwachstellen, Interesse für Ihre Neigungen? Fühlen Sie sich einsam? Haben Sie Angst vor Jobverlust, Anstrengung, Krankheit, Kritik oder dem Krieg? Macht es Sie wütend oder traurig, wenn man nicht Ihrer Meinung ist? Sind Sie unterfordert, unterschätzt oder verkannt?

All das würde Stresshormone auslösen, und das wiederum mögen Körper und Seele gar nicht.

WARUM IST DAS SO SCHLIMM FÜR SIE?

Das klingt vielleicht banal, weil Sie denken: »Das ist doch klar, warum!« Aber der Stressforscher Richard Lazarus hat in den Vierzigerjahren des letzten Jahrhunderts herausgefunden, dass es keinen absoluten Stress gibt. Was den einen selbstverständlich stresst, ist für den anderen egal oder sogar ein Anreiz. Einige mögen Zeitdruck, die anderen brauchen eher viel Vorbereitungzeit. Die einen mögen Regeln und Strukturen, die anderen eher Flexibilität und Entscheidungsfreiheit. Also denken Sie nach: Was ganz genau könnte der Grund sein, dass Sie heutzutage noch unter diesen Stresstriggern leiden? Haben Sie vielleicht etwas ganz Bestimmtes in den ersten Monaten des Lebens erlebt, das Sie traumatisiert hat? Wie empfinden die anderen Menschen Ihres Sternzeichens das, was Sie stresst? Meist gibt es Übereinstimmungen.

WAS GENAU BEFÜRCHTEN SIE?

Gehen Sie gedanklich in die Zukunft. Was kann denn wirklich und realistischerweise passieren, wenn Sie absolut selbstsicher wären, keinerlei Angst hätten und sich von niemandem emotional erpressen oder abwerten lassen? Wird man Sie aus der Firma werfen? Wird der Partner sich von Ihnen trennen? Wären Sie enttäuscht, wenn der Zustand nicht stabil und dauerhaft anhielte? Würden die eigenen Freunde sich von Ihnen abkehren oder die Eltern Ihnen mit Unverständnis und Kritik begegnen? »Eltern« sitzen auch in Ihrem Kopf – das nennt man kollidierendes Wertesystem oder auch schlechtes Gewissen. Werden Sie von allen verlassen und müssen Ihr Dasein allein unter einer Brücke fristen, nur weil Sie Ihre Rechte wahrgenommen und Ihre Bedürfnisse nicht länger denen der anderen untergeordnet haben?

Und nun kommt die wichtigste Antwort. Die Frage dazu lautet:

WOFÜR LOHNT ES SICH, DIESES IN KAUF ZU NEHMEN?

Gehen Sie gedanklich dorthin, was Sie sich wirklich wünschen. Das, weswegen Sie getrunken und sich dabei anschließend schlecht gefühlt haben. Wie wollen Sie sein, sich fühlen, wie wollen Sie leben? Was brauchen Sie? Denken Sie daran, wir Menschen sind soziale Wesen: Jeder braucht Anerkennung, Liebe, Resonanz und das Gefühl von Dazugehörigkeit. Jeder braucht Erfolgserlebnisse, Dank und einen Sinn im Leben. Keiner will sich ausnutzen, bevormunden oder verurteilen lassen. Es ist völlig in Ordnung, wenn Sie Ihre Würde, Ihren Stolz, Ihr Selbstwertgefühl nicht für andere begraben. Jeder braucht Zärtlichkeiten, Bejahung und ein Gefühl von Wohlstand. Sie sind nicht unbescheiden, eingebildet oder egoistisch, wenn Sie das vom Leben einfordern.

Also: Wofür lohnt es sich, in Kauf zu nehmen, dass diejenigen, die ohnehin mit Ihnen nie einverstanden sind, sich von Ihnen abwenden?

Und wenn Sie das nun in Kauf nehmen und so glücklich, frei und selbstbestimmt sind, wie Sie sich das wünschen? Glauben Sie wirklich, dass Sie dann noch Alkohol brauchen, um sich besser zu fühlen?

Falls Sie sich mit Selbstreflexion etwas schwertun (was ich gut verstehen kann), finden Sie in der Hörbuchversion dieses Buches (siehe Seite 13) eine konkrete Anleitung in leichter Hypnose.

DER MYTHOS VON DER WEINBRANDBOHNE

Die klassische abstinenzbasierte Alkoholikertherapie sagt: Wer einmal trocken ist, muss es stets bleiben. Selbst kleinste Mengen an Alkohol, wie etwa in einer Weinbrandbohne konsumiert, bedeuten den Rückfall in den Alkoholismus. Meine eigene Position, die viele meiner Klienten nach einem Coaching teilen konnten, kennen Sie ja nun hinlänglich. Ich sage: Das ist glatter Unsinn! Wenn der Alkoholismus nicht therapiert ist, dann sollte man tatsächlich die Finger von Weinbrandbohnen und alkoholhaltigem Hustensaft lassen. Aber auch genauso von Fruchtsäften, die, so sagen Lebensmittelchemiker, einen Alkoholgehalt haben können, der an »Schokoladenerzeugnisse mit Alkohol« heranreicht. Aber auch von allen Dingen, bei denen man *vermutet*, es sei Alkohol darin enthalten, sollte man dann Abstand nehmen, denn der Noceboeffekt, also eine Autosuggestion, die schädlich wirkt, ist nicht zu unterschätzen.

Ist der Grund für die Selbstbetäubung aufgelöst, kann man sich sogar wieder mal zwischendurch betrinken, ohne rückfällig zu werden. Das Gefährliche an dieser Angst vor Rückfall ist, dass es Menschen völlig unnützerweise in ihren Möglichkeiten einschränkt. Ich habe einmal eine trockene Alkoholikerin kennengelernt, die aufgrund eines plötzlichen Trauerfalls in einem abgrundtiefen Tal von Niedergeschlagenheit feststeckte. Alkohol wäre ja dagegen eine gute Erste-Hilfe-Maßnahme gewesen, aber das war ja ärztlich untersagt. Was aber ebenso untersagt war, ihr aber vielleicht sofort geholfen hätte, war die Rescue-Mischung der Bachblütentropfen, die sie von ihrer Heilpraktikerin bekommen hatte – aber die enthalten zur Konservierung ebenfalls Alkohol. Es war schon tragisch, die verzweifelte Frau zu erleben, wie sie in ihrer Angst, rückfällig zu werden, sogar nebenwirkungsfreie, rasche und günstige Hilfe ablehnen musste. Ich weiß nicht, was aus ihr geworden ist, aber sie wirkte auf mich so, als hätte sie kaum noch Lebensmut.

Mahatma Gandhi sagte einmal: »Wenn du im Recht bist, kannst du dir leisten, die Ruhe zu bewahren. Wenn du im Unrecht bist, kannst du dir nicht leisten, sie zu verlieren.«[26] Das wissenschaftliche Streitgespräch um die Positionen des »kontrollierten Trinkens« und der »Totalabstinenz« ist übrigens seit den 1960er-Jahren im Gange und wird sicherlich noch eine Weile lang hitzig geführt werden, zumal ein Dauerpatientenverhältnis ein lukratives Geschäftsmodell ist, im Gegensatz zu rascher und effektiver Therapie. Doch zeigt die Erfahrung mit Heroinabhängigen, dass durch kontrollierte Heroingabe eine wesentlich bessere Prognose in Bezug auf die soziale und gesundheitliche Gesamtsituation erzielt wird als durch substituierendes Methadon und erst recht durch totale Heroin-Abstinenz. Auch zeigen Studien, dass strikte Alkoholabstinenz eher einen Rückfall in unkontrollierbare Verhaltensmuster begünstigt als optionales Trinken. Dies bestätigt meine These, dass zum einen Abstinenz Disziplindruck erzeugt und damit den Auslöser für das Trinken schafft, und zum anderen die übersteigerte Wahrnehmung von Erwartungsdruck der ursprüngliche Grund der Betäubung war (erst recht bei Heroin).

Ich möchte hier zudem noch einmal in aller Deutlichkeit sagen, dass der *Konsum von Alkohol an sich* keinen Rückfall auslösen kann. Fast alle fest in der Gruppierung der »Anonymen Alkoholiker« verhafteten Menschen dürften jetzt gewohnheitsmäßig aufschreien, doch wissen gerade sie, dass die Aufnahme von geringen Mengen Alkohol heute sogar für Kinder schon praktisch unvermeidlich ist. Kefir, Fruchtsaft und Malzbier hatte ich als Alkoholträger schon erwähnt. Süßigkeiten, Marzipan, Marmelade, Soßen, Hustensaft, Mundwasser, Zahnpasta, Torten, Eis und Desserts können ebenfalls Alkohol in den verschiedensten Dosierungen enthalten, und dieser ist größtenteils noch nicht einmal deklarationspflichtig!

Die große Gefahr besteht in der Absicht, mit der Alkohol konsumiert wird. Niemand isst einen Wildbraten mit Weinsoße, um die Wirkung von Alkohol zu spüren. Niemand trinkt aus diesem Grunde einen Becher Kefir, und niemand, wirklich niemand putzt sich die Zähne, weil dies aufgrund des Alkoholgehaltes »cool« oder berauschend ist. Erst wenn die Absicht des Wirkungserlebnisses hinzukommt, dann besteht Gefahr. Doch diese Absicht kann man erkennen und überwinden, wie ich versucht habe zu zeigen. Die Angst ehemaliger Alkoholiker vor jeglichem Alkohol in Nahrungsmitteln ist geradezu kontraproduktiv, denn ausgerechnet Angst ist immer ein Bestandteil des Alkoholismus. Wird die Angst aufgelöst, verschwindet auch die besondere Affinität zum Trinken. Ganz besonders deutlich wird die Notwendigkeit der Entmystifizierung, wenn wir daran denken, dass einige Medikamente, wie etwa Hustensaft oder Erkältungsmittel, Alkohol als Wirkstoffträger benötigen. Nur weil einem Ex-Alkoholiker glauben gemacht wurde, er dürfe niemals wieder einen Tropfen Alkohol konsumieren, fallen diese Medikamente für ihn aus dem therapeutischen Repertoire. Genau das ist meiner Ansicht nach einer der wichtigsten Gründe dafür, warum ein jeder Arzt von dem hier dargestellten Denkansatz enorm profitieren kann.

AUSSCHLEICHEN OHNE ZITTERN

Es gibt allerdings dennoch eine Möglichkeit, falls Sie als echter, medizinisch diagnostizierter Alkoholiker gelten – also morgens ohne Schnaps das Zittern bekommen –, sich davon relativ einfach zu befreien. Allerdings empfehle ich, dass Sie erst die Hintergründe des Alkoholmissbrauchs mit den obigen vier Fragen (oder einem dafür ausgebildeten und erfahrenen tiefenpsychologischen Coach) aufdecken. Damit können Sie Ihr Verhalten verändern und dann den Alkohol ausschleichend absetzen. *Ausschleichend* bedeutet, dass Sie über den Zeitraum von ein bis maximal zwei Wochen täglich die getrunkene Alkoholmenge um einen geringen Teil, etwa ein Zehntel, reduzieren. Parallel dazu sollten Sie sehr viel Flüssigkeit trinken, weil Ihre Nieren das gewohnte Blutvolumen brauchen. Zudem sollten Sie mehrmals am Tag hochdosiert Traubenzucker essen, um Unterzuckerung zu vermeiden, denn ein Alkoholikerkörper ist ein Kohlenhydrate-Verwertungs-Weltmeister. Und abschließend können Sie sich mit anfangs täglich vier mal 400 mg Baldrian einen beruhigenden und nebenwirkungsfreien Spiegel aufbauen (stimmen Sie das ggf. mit einem aufgeschlossenen Arzt oder Heilpraktiker ab). Falls Sie das zu müde macht, reduzieren Sie die Menge an Baldrian.

Am Ende des Reduktionszeitraumes sind Sie, wenn alles klappt, clean ohne nennenswerte körperliche Beschwerden. Führen Sie in dieser Zeit bitte keine komplizierten, schweren Maschinen, sondern gönnen Sie sich ein paar Spaziergänge. Diesen Geheimtipp habe ich einst von einem frischen, noch nicht indoktrinierten Alkoholiker-Selbsthilfegruppen-Mitglied bekommen. Damit sollte es gelingen, den Alkoholismus zitterfrei und ganz entspannt zu durchbrechen. Dies ist ungefährlich, und es kann jeder medizinische Laie, ohne Krämpfe zu riskieren, wenn er die notwendigen Erkenntnisse der Therapie verstanden und akzeptiert hat. Merkt ein Ex-Trinker, dass der Alkohol keine emotionale Macht mehr über ihn hat, unterscheidet er sich in seinem Empfinden und Verhalten nicht weiter von einem »gesunden Normaltrinker«.

In der Medizin ist also längst bekannt, warum ein Mensch ab einem bestimmten Stadium des Alkoholismus zwanghaft Alkohol trinkt: Es geht gar nicht um den Alkohol, es geht um das Vermeiden von Entzugssymptomen. Dies ist meiner Meinung nach vergleichbar mit jemandem, der sich selbst jahrelang mit einem Hammer auf den Kopf schlägt, wobei der Schlag jedes Mal eine betäubende Ohnmacht auslöst. Sofort beim Erwachen gibt es wieder einen Schlag. Beendete man diese Tortur nach Jahren, würde man jedoch recht schnell sehr deutlich merken, welches Unheil man seinem Körper da angetan hat. Braucht man nun wieder Schläge? War man nach dem Hammer süchtig? Nein! Man muss lediglich wieder den Körper gesunden lassen (im akuten Alkoholentzug übrigens meinetwegen auch mit medikamentöser Begleitung wie Beruhigungsmitteln). Den Grund für den Wunsch nach Hammerschlag und Betäubung sollte man allerdings ebenso baldmöglichst analytisch angehen und auflösen.

Alkohol führt ja unter anderem zur Muskelrelaxanz. Damit lebenswichtige Muskeln wie die, die das Herz oder die Atmung am Laufen halten, nicht ebenfalls erschlaffen, steuert das MEOS (siehe Seite 47) dagegen. Bleibt der Alkohol plötzlich aus, kann es (eigentlich logischerweise) zu Krämpfen kommen. Der Körper »weiß« ja nicht, dass der Alkoholspiegel, auf den er eingestellt ist, plötzlich ausbleibt, und die Gegensteuerung, die er gewohnheitsmäßig durchführt, nun lebensbedrohlich werden kann.

Fazit: Was bislang als »Entzugserscheinungen« angesehen wurde, ist im eigentlichen Sinne eher eine Art »Selbstvergiftung durch überdosierte Gegengifte«.

Ich möchte Sie im Weiteren nicht länger mit medizinischen Einzelheiten langweilen. Denn es geht, wie eingangs erwähnt, nicht um die medizinische Betrachtung des Alkoholismus – zumal die medizinische Forschung leider bislang keine rasche und dauerhafte Lösung des Problems hervorgebracht hat, obwohl Ärzte vom Patienten unter genau diesen Erwartungsdruck gesetzt werden. Das Problem des Alkoholismus bedarf aber dringend einer Lösung. Die Praxis zeigt, dass sich durch langsames kontinuierliches Ausschleichen des Alkohols bei gleichzeitiger Zusatzversorgung des Organismus die körperliche Gefahr abwenden ließe, wenn man parallel hierzu die psychische Komponente des Alkoholmissbrauches angehen und auflösen würde – doch hierfür fehlten in der herkömmlichen Alkoholikertherapie meist der Ansatz und vor allem die Methode, die zur Suchtfreiheit führen – bis jetzt!

Ich weiß nicht, warum ein Therapeut, der Symptome therapieren möchte, die erwiesenermaßen frühkindliche emotionale Ursachen haben (Schuldgefühle, Schamgefühle, Angst, Selbstwertstörungen) nicht mit Methoden arbeitet, mit denen man eben diese Emotionen hervorholt und ursächlich umdeutet. Die Hypnose ist eine diesbezüglich sehr effektive Art, die ja zudem auch von Ärzten gelehrt und angewendet wird: Beispielsweise in der zahnärztlichen Schmerzbehandlung oder auch bei der postoperativen Wundversorgung, um Narbenbildung zu reduzieren.

AUSSCHLEICHEN OHNE ZITTERN ‰

Wenn man mit Hypnose Tumoren verschwinden lassen (selbst erlebt) oder eine Brandblase erzeugen kann, nur weil der Proband gedacht hat, die Münze, die man ihm in die Hand gibt, sei heiß, und wenn man mit einer gezielten Suggestion die versagte Urlaubsbräune aufgrund der Badebekleidung innerhalb von wenigen Stunden nachbräunen lassen kann (selbst erlebt), dann sollten wir diesen Joker doch nicht leichtfertig verspielen. Eine Hypnose bedeutet, man kann direkten Einfluss auf das Verhalten und den Körper nehmen, ohne dass falsche Glaubenssätze dies blockieren. Diese Technik ist den Menschen seit rund 6000 Jahren bekannt, sie geriet nur in Vergessenheit, weil es etwas aufwendiger ist, einem Menschen damit zu helfen als mit reiner medikamentöser Symptombekämpfung. Dafür ist die Behandlung absolut nebenwirkungsfrei und das Ergebnis in der Regel verschiebungsfrei. Mit Hypnose die Ursachen von Symptomen anzugehen ist jedenfalls um ein Vielfaches effektiver, als den Verstand damit zu bemühen, denn der hat das Symptom nicht geschaffen.

DER PSYCHO-TIPP: SAG STATT »NEIN, DANKE« LIEBER »JA, ABER ...«

Mit dieser Kapitelüberschrift mache ich mir wahrscheinlich jeden dogmatischen Abstinenzbefürworter endgültig zum Gegner. Dabei meine ich noch nicht einmal so sehr die Trinkaufforderung (»Willste 'n Bier?«), sondern generell eine Situation, in der man Sie wieder einmal zu irgendetwas überreden will. Sagen Sie nicht einfach »Nein«, wenn Sie dies jahrelang nicht fertiggebracht haben. Sie würden ohnehin Ablehnung befürchten, und man könnte auch versuchen, Sie zu überreden. Sagen Sie, wenn man Sie einmal wieder ausnutzen oder überreden möchte: »Ja, aber ...« Damit haben Sie etwas Spielraum für Ihre Bedingungen. Sie signalisieren mit dieser Antwort Ihr Einverständnis, sichern sich aber damit gleichzeitig das Recht, Ihre eigenen Bedingungen mit in Ihre Entscheidung einfließen zu lassen. »Ja, aber« ist eine hervorragende und eiskalte Möglichkeit, Ihrem Gegenüber zu zeigen, dass es Ihre Meinung respektieren muss, wenn es wirklich etwas von Ihnen will.

Spielen wir doch einmal ein Beispiel durch. Ihr Schwager fragt Sie: »Kannst du mir nächstes Wochenende beim Umzug helfen? Ich habe etwa 30 Umzugskartons und einen Lkw voll mit Möbeln.« Angenommen, er gehört nun zu der Sorte von Menschen, die es für selbstverständlich hält, dass andere sofort parat stehen, die Ärmel hochkrempeln und kräftig mit anfassen, nur weil sie selbst aus reiner Profilierungssucht einem ständig Hilfe aufdrängen. Solche Leute merken darüber hinaus meist nicht einmal, wenn sie jemandem durch permanente Grenzüberschreitung gehörig auf die Nerven fallen.

In diesem Fall lautet nun Ihre rettende Antwort: »Ja, natürlich helfe ich beim Umzug mit, aber nicht am nächsten Wochenende. Da mache ich mit meiner Familie einen Ausflug. Das Einzige, was ich dir anbieten könnte, wäre Sonntag spätabends, wenn ich wieder daheim bin.« Natürlich wird Ihr Schwager Ihren Widerspruch, mit dem er wahrscheinlich nicht gerechnet hat, registrieren. Er wird vielleicht nun vor gekränkter Selbstüberschätzung förmlich platzen und Ihnen die Familienfreundschaft kündigen, nach dem Motto: »Dir helfe ich auch nie wieder!« Aber zum einen ist ein Mensch, der Ihre Grenzen übertritt, Sie emotional erpresst und nachtragend ist, ohnehin kein Freund – seien Sie froh, wenn Sie solche Menschen los sind. Zum anderen sollte man, wenn man eine Frage stellt, auch eine ablehnende Antwort vertragen können, sonst war's keine Frage, sondern strukturelle Gewalt, auch Erpressung genannt. Bedenken Sie, dass es Menschen gibt, die Ihnen zwar ständig wohlmeinend »Hör doch mal auf zu trinken« raten, aber selbst stetig mit ihrem Verhalten der Auslöser für Ihre Flucht in den Rausch sind.

Der Clou für Sie in der Antwort »Ja, aber ...!« besteht darin, dass Sie sich für Ihre unterlassene Hilfe nicht moralisch zu rechtfertigen brauchen, denn es ist ja nicht die Bitte an sich, die Sie ablehnen, sondern nur der *Zeitpunkt der Erfüllung*! Und dafür haben Sie sogar eine Begründung, die man Ihnen abnehmen muss, wenn man Ihre Freundschaft wirklich schätzt.

Damit haben Sie ein Steuerungsinstrument, um mit Erwartungsdruck umzugehen – und sich selbst clean zu halten.

ZU GUTER LETZT: LOCKER BLEIBEN ...

Das Ziel des Trinkens war das Vermeiden von Überforderung, von Psychostress. Aber was ist Stress, und was verursacht Stress? Diese Fragen beschäftigen nicht nur einen Großteil der psychologischen Forschung, sondern auch viele der Menschen, die zu mir in die Praxis kommen. Die Wissenschaft ist sich darüber noch recht uneinig. Denn was der eine Mensch als Stress empfindet, wird vom anderen als anregend empfunden. Es gibt also offenbar keinen objektivierbaren Stress.

Ich selbst definiere Stress als »das subjektive Empfinden von anhaltender Unfreiwilligkeit«. Dies erklärt, warum der vierfache Weltmeister der Formel 1, Michael Schumacher, stundenlang Autorennen fahren konnte und danach noch fröhlich lachte, während andere Menschen bereits Herzrasen und Schnappatmung bekommen, wenn sie nur ans schnelle Autofahren denken.

So wird Ihnen auch klar, warum Ihr handwerklich begabter Gatte seit drei Wochen für Ihren Nachbarn den Dachboden zum Hobbyraum umbaut, während Sie seit einem Jahr schon vergeblich darum betteln, dass er mal Ihr Wohnzimmer tapeziert. Denken Sie nach: Was für Sie purer Stress ist, kann für jemand anderen womöglich eine Herausforderung sein; und das, womit Sie Stunden verbringen können, wäre für jemand anderen möglicherweise eine Qual. Der Eindruck von Unfreiwilligkeit wird deswegen als unangenehm empfunden, weil wir hierfür ganz bestimmte Areale, vorwiegend in der linken Gehirnhälfte, benutzen (etwa die Insula oder auch das Wernicke-Zentrum u.a.) und diese permanent und absichtlich ansteuern können. Hierdurch können dort eine Überwärmung und eine Serotonin- und Sauerstoffschuld entstehen. Beides ist potenziell

ZU GUTER LETZT: LOCKER BLEIBEN ...

für das Gehirn tödlich und erzeugt einen »Abschaltimpuls« in Gestalt eines Überforderungsgefühls (»Ich kann nicht mehr/brauche eine Pause/muss erst mal eine rauchen/ muss aufs Klo etc.«). Wenn wir dieselbe Aufgabe nicht mit dem Empfinden von Zwang, sondern mit dem Empfinden von Sinn (gemeint ist ein emotionaler Sinn für sich selbst, also Spaß, Lust, Erfolgserlebnis, Komfortzuwachs und dergleichen) angehen, dann bringen wir damit nicht unser eigenes Gehirn in Gefahr. Jetzt wissen Sie auch, weshalb viele Trinker rauchen. Der Auslöser zum Rauchen ist ja ebenfalls Erwartungsdruck.

Wäre es nicht schön, wenn Sie jederzeit ein Werkzeug zur Hand hätten, mit dem Sie sich mühelos innerhalb von 20 Sekunden gegen Stress immunisieren könnten? Hier ist es: Finden Sie eine Vorstellung, Erinnerung oder Handlung, von der Sie überzeugt sind, dass sie zum Entspannen taugt. Das muss nicht der Griff zur Flasche oder das Ziehen an einer Zigarette sein, sondern ganz banal sich auf einen Stuhl zu setzen, das Fenster zu öffnen und durchzuatmen oder den Blick zu entspannen und ein »Loch in die Luft« zu gucken. Oder erfinden Sie einfach etwas Neues, wie etwa in Gedanken einem kreisenden Adler hinterherzuschauen, sich mit dem Fingernagel auf eine Handlinie zu drücken oder einfach nur von drei bis null zu zählen und tief durchzuatmen. Dies machen Sie bitte mindestens eine Woche lang mehrmals am Tag und stellen sich dabei immer vor, wie Sie für ein paar Sekunden »immun« gegen Erwartungen sind. Lassen Sie sich alles Äußere einmal kurz »den Buckel herunterrutschen«. Zwanzig Sekunden wird Ihr schlechtes Gewissen Ihnen ja wohl zugestehen können, damit Sie wieder leistungsfähig sind, oder? Mit ein bisschen Training werden Sie schon bald merken, dass Sie sich jedes Mal, wenn Sie sich unter Druck gesetzt fühlen, sofort etwas entspannen, sobald Sie Ihren »Anker« (so nennt man diese verknüpfte bildliche Vorstellung) hervorholen. Genauso funktioniert nämlich eine Zigarette, eine Tasse Kaffee oder eine Pausenklingel in der Schule. Sie konditionieren sich einfach auf etwas ursprünglich Neutrales, das dann zu einem mächtigen positiven Reizauslöser und Helfer wird, je öfter Sie daran denken.

Wie Sie Stress im Vorfeld verhindern können, ist ebenso recht einfach: Stellen Sie zunächst einmal fest, welche schlechtere Alternative Sie zu Ihren Pflichten haben. Daraus folgt, dass Sie diese nicht erledigen müssen, sondern sogar wollen. Erkennen Sie also den persönlichen Vorteil, den Sie haben, wenn Sie Ihre Arbeiten erledigen.

Wenn Sie also merken: Ich *muss* nicht in der Fabrik arbeiten, um meine Familie zu ernähren, sondern *ich will*. Sie dürften grundsätzlich auch stattdessen auf einer Parkbank schlafen. Wenn Sie dies nicht wollen, bedeutet das im Umkehrschluss: Das Leben, das Sie jetzt leben, ist also offenbar von Ihnen gewählt oder zumindest in Kauf genommen.

Hier wird nun auch deutlich: »Willensschwäche«, etwas, das man einem Alkoholiker ständig vorwirft, gibt es gar nicht. Sie haben immer einen Willen (eine Absicht) und Sie zahlen auch immer einen Preis dafür. Sie können gar nicht anders, als das, was Sie wirklich wollen, auch zu erreichen. Schwierig ist nur herauszufinden, was Sie denn nun wirklich (also vom Gefühl her) wollen. Um das herauszufinden, müssen Sie sich zwei Fragen stellen und diese auch beantworten, am besten schriftlich oder laut gesprochen, um die Antwort ganz bewusst zu machen (aber darin haben Sie ja jetzt schon Übung):

Die erste Frage lautet: Warum ist mir mein Ziel so wichtig?

Die zweite Frage lautet: Welchen Preis habe ich dafür zu zahlen?

ZU GUTER LETZT: LOCKER BLEIBEN ... ‰

Und wenn Sie sich dessen wirklich bewusst sind, welchen Vorteil und welchen Nachteil Ihr Ziel und die daraus resultierende Konsequenz hat, dann zahlen Sie den Preis. Nehmen Sie in Kauf, was es in Kauf zu nehmen gibt. Sie tun das ohnehin jeden Tag. Wenn Sie zum Bäcker gehen und sagen: »Ich hätte gern drei Brötchen«, ist der Preis, den Sie dafür zu zahlen haben, Geld. Zahlen Sie den Preis nicht, müssen Sie eben selbst um vier Uhr aufstehen und Brötchen backen. So einfach ist das.

Noch einmal, weil es die wichtigste Botschaft in diesem Buch ist: Bislang war Ihr Ziel vielleicht nicht zu spüren, für wie schwach, faul, dumm, gemein, egoistisch und wertlos man Sie hält. Dafür haben Sie gesoffen. Dann ging es Ihnen ein paar Momente lang besser. Sie fühlten sich immun gegen Fremderwartungen. Doch dann haben Sie sich auch noch dafür geschämt oder deshalb geärgert. Welchen Preis haben Sie für die paar flüchtigen Momente gezahlt? Zerrüttung der Partnerschaft, Verlust von Führerschein, Arbeitsplatz, Stolz und Gesundheit, sowie die dämmernde Erkenntnis, wie feige Sie offenbar sind. Lohnt sich das, dafür zu saufen?

Wenn Sie clean, trocken, alkoholfrei sind, welchen Preis haben Sie dann zu zahlen? Sie müssen in Kauf nehmen, dass andere an Ihnen herumkritisieren und Erwartungen an Sie stellen, denen Sie nicht entsprechen wollen. Man vergleicht Sie mit anderen, und Sie ziehen den Kürzeren usw. Doch was bekommen Sie dafür? Sie bekommen das Gefühl, unabhängig zu sein, alles schaffen zu können, was Ihnen wichtig ist, und vielleicht auch eines Tages den Mut, sich innerlich oder gar äußerlich von Menschen zu trennen, die Ihnen weder guttun noch sich für Sie wirklich interessieren, geschweige denn Sie verstehen können oder wollen. Aber dafür ziehen Sie Menschen an, die besser zu Ihnen passen.

Faustregel: Bei den Falschen kannst du ohnehin nichts richtig machen, aber bei den Richtigen nichts falsch! Wenn Sie authentisch sind, verschwinden falsche Freunde, zu denen auch die Verwandtschaft gehören kann, aber die richtigen kommen dafür – und bleiben.

Na, und dafür lohnt es sich doch, Ablehnung und Kritik in Kauf zu nehmen, oder?

Sie haben es in der Hand, nach dem Lesen dieses Buches damit anzufangen. Brauchen Sie Unterstützung? Dann melden Sie sich gern! Mein Team und ich sind für Sie da!

Lassen wir zum Abschluss noch einmal Udo Pollmer zu Wort kommen. Er bringt das ganze Drama auf den Punkt:

»*Alkoholiker sind sozialkompetent, deswegen trinken sie ja.*«[27]

Udo Pollmer

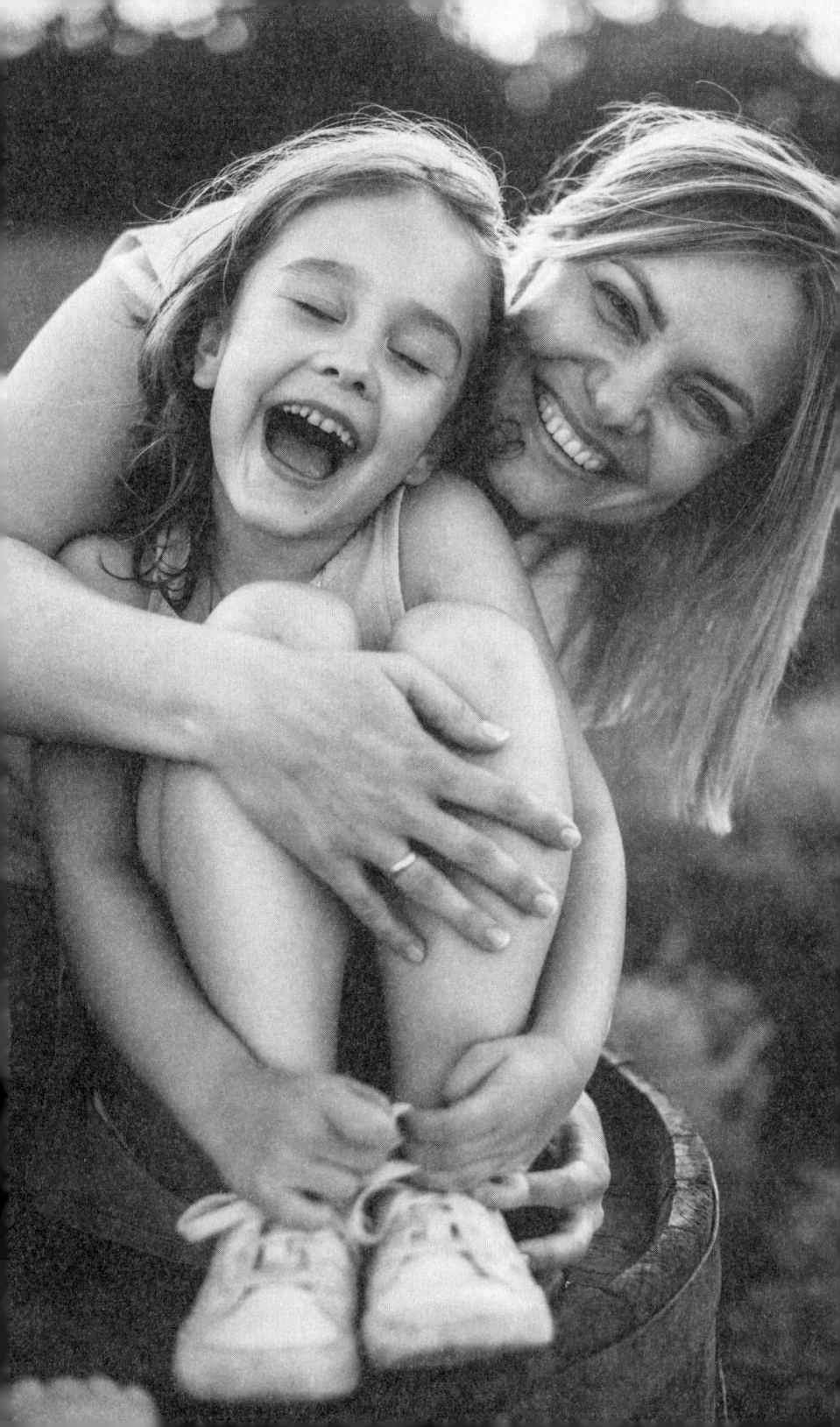

NACHWORT: EINE NEUE SUCHTTHERAPIE IST FÄLLIG – UND ZWAR SCHNELL!

Übermäßiges Trinken ist eine uralte Gesellschaftserscheinung, hervorgerufen durch Angst, Stress, Erwartungsdruck, Entmutigung und Überforderung. Nur weil wir unseren Kindern nicht zutrauen, auch ohne Druck und übertriebene Disziplin erfolgreich und sozial integer zu handeln, treiben wir sie oftmals förmlich in die Überkompensation oder eben in die Flucht nach innen – den Missbrauch von Alkohol und Drogen. Nach meiner Erfahrung kann der Geist aus der Flasche ganz leicht bezwungen werden, wenn wir unsere Erziehungsziele einmal etwas aktualisieren und den heutigen Anforderungen anpassen. Wir haben hierzulande keine Willkürherrscher mehr, die uneingeschränkte Macht ausüben können. Auch ist kaum mehr jemand auf Gedeih und Verderb von einem Arbeitgeber abhängig wie zu Zeiten der Leibeigenschaft, und viele der traditionellen Berufe, in die man aus Sicherheitsgründen gedrängt wurde, haben ohnehin kaum Zukunft. Wenn Sie so sind, wie man versucht hat, Sie zu erziehen, also brav, fleißig, unterwürfig und anspruchslos, sind Sie rasch durch einen Computer oder Roboter ersetzbar. Unterschätzen Sie die künstliche Intelligenz nicht. Auch stehen genug brave, fleißige, unterwürfige und anspruchslose Billigarbeiter aus anderen Ländern zur Verfügung. Ihr Garant für stabile (Berufs-)Beziehungen sind die Attribute, die man Ihnen nicht anerzogen hat, sondern die Sie ins Leben mitgebracht haben: kreativ, einfühlsam, lösungsorientiert, begeisterungsfähig, friedlich und empathisch. Die einen sind das mehr und die anderen weniger, aber durch künstliche Intelligenz oder Leiharbeiter kann man das nicht ersetzen.

‰ NACHWORT

Wenn Sie als Arzt, Psychiater oder Psychotherapeut einem Alkoholiker wirklich helfen möchten, dann machen Sie ihm zunächst klar, dass er in der Kindheit auf die falschen Ratgeber gehört hat. Er hat sich von einem Weg abbringen lassen, der ihn selbst mit großer Sicherheit zum Erfolg im Sinne von leidfreier Verwirklichung in einer menschlichen Gesellschaft geführt hätte. Von traumatischen Geburtserlebnissen einmal abgesehen, kommen wir alle mit einem perfekten Selbstvertrauen und einem intakten Selbstwertgefühl zur Welt. Damit lernen wir die Muttersprache, den aufrechten Gang, die Bekleidungs-, Hygiene- und Sozialregeln – doch der Rest der Welt sagt uns, es wäre alles falsch, was wir machen, nur weil wir uns noch schwertun, den Sinn der Sitten und Spielregeln nachzuvollziehen. Diese Dauerkorrektur führt dazu, dass wir Fremderwartungen verinnerlichen, Selbstzweifel aufbauen und uns dann wundern, dass wir krank und unglücklich werden, statt sich und seinen eigenen Gefühlen treu zu bleiben. Bringen Sie Ihren Patienten bei, wie diese ihr Selbstwertgefühl wiederentdecken können! Das Immunisieren gegen Fremderwartungen ist der Schlüssel zur Zufriedenheit. Keine Sorge, wir werden dadurch nicht in Anarchie und Chaos versinken, nur weil wir uns selbst nicht länger unterdrücken. Wenn Sie wirklich gründlich arbeiten und Ihr Patient Ihre Beratung nicht als »Freibrief zur Überkompensation« missversteht, wird ein eigenverantwortlicher Mensch die Nachhaltigkeit seiner Entscheidung stets mit seinen Interessen in Übereinstimmung bringen. Ziel ist das Erreichen echten inneren Friedens. Dass dies mit modernen psychologischen Mitteln ganz einfach und mit hohem Erfolg möglich ist, möge sich, das wünsche ich mir, möglichst schnell herumsprechen. Daher publiziere ich meine Ansätze populärwissenschaftlich in Publikumstiteln und nicht in wissenschaftlichen Fachmagazinen (ich bezweifle ohnehin, dass die akademische Glaubenskongregation meine Artikel absegnen würde).

Ich wünsche mir, dass Ihre Patienten über die Möglichkeiten, angstfrei Alkohol zu genießen, informiert sind, ohne von Ihnen erst mit einer neuen Betrachtungsweise des Phänomens »missioniert« werden zu müssen. Das Wissen darüber, dass Alkoholkonsum nicht automatisch eine Gefahr darstellt, verhilft sicher zu einem rascheren therapeutischen Erfolg. Nun liegt es vor allem an Ihnen, liebe Ärzte und Therapeuten, sich selbst ein Bild zu machen und diese neue Betrachtungsweise in der Praxis anzuwenden.

Um noch einmal Mahatma Gandhi sprechen zu lassen: »Wenn du etwas zwei Jahre lang gemacht hast, betrachte es sorgfältig! Wenn du etwas fünf Jahre lang gemacht hast, betrachte es misstrauisch! Wenn du etwas zehn Jahre lang gemacht hast, mache es anders!«[28]

‰ ANHANG

MASTERCLASS ZUM TIEFENPSYCHOLOGISCHEN COACH

Wenn Sie nach der Lektüre dieses Buches davon überzeugt sind, wie leicht es ist, seine Glaubenssätze zu verändern, wäre es vielleicht interessant für Sie, mit Ihrem Wissen anderen Menschen zu helfen. Ich zeige Ihnen, wie Sie mit meinem tiefenpsychologischen Ansatz frühkindliche Traumen aufspüren, diese reflektieren und dadurch unschädlich machen können. Entdecken Sie die Techniken, die einem Menschen in Rekordzeit dazu verhelfen können, symptomfrei zu werden. Erlernen Sie etwas, worauf sowohl die Medizin als auch die klassische Psychologie bislang kaum ausgerichtet ist. Arbeiten Sie neben- oder hauptberuflich als Coach mit dem Verfahren der tiefenpsychologischen Analyse. Die Masterclass findet im exklusiven Rahmen von sechs bis acht Teilnehmern in einem einzigen, sehr intensiven Block von sechs Tagen mit mir persönlich und meinem Team statt.

Den Fahrplan zur Ausbildung als tiefenpsychologischer Coach finden Sie unter www.andreaswinter.de.

Haben Sie Fragen an den Verlag?
Anregungen zum Buch?
Erfahrungen, die Sie mit anderen teilen möchten?

Besuchen Sie unsere sozialen Netzwerke:
www.mankau-verlag.de/forum

WEITERE BÜCHER VON ANDREAS WINTER

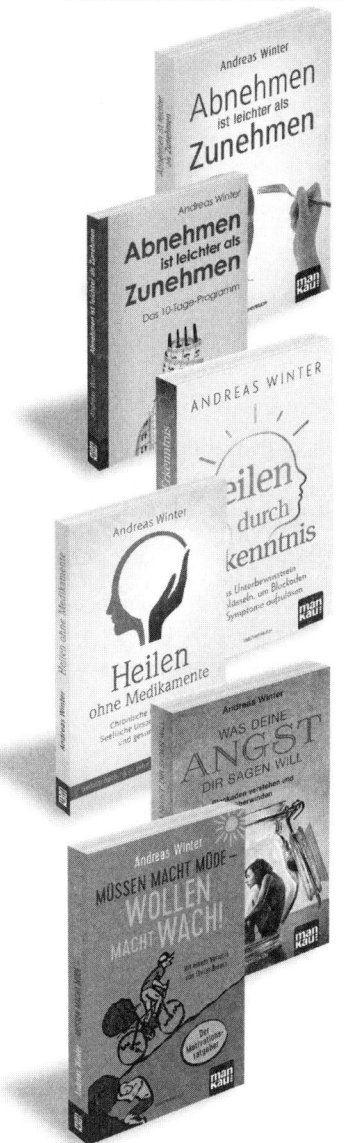

ABNEHMEN IST LEICHTER ALS ZUNEHMEN
ISBN 978-3-86374-370-3

ABNEHMEN IST LEICHTER ALS ZUNEHMEN
Das 10-Tage-Programm
Kompakt-Ratgeber
ISBN 978-3-86374-126-6

HEILEN DURCH ERKENNTNIS
Das Unterbewusstsein entschlüsseln, um Blockaden und Symptome aufzulösen
ISBN 978-3-86374-605-6

HEILEN OHNE MEDIKAMENTE
Chronische Krankheiten: Seelische Ursachen aufdecken und gesund werden. Selbstcoaching in zehn Schritten
ISBN 978-3-86374-190-7

WAS DEINE ANGST DIR SAGEN WILL
Blockaden verstehen und überwinden. Mit Extra-Tipps gegen Panikattacken
ISBN 978-3-86374-323-9

MÜSSEN MACHT MÜDE – WOLLEN MACHT WACH!
Der Motivationsratgeber
ISBN 978-3-86374-442-7

‰ ANHANG

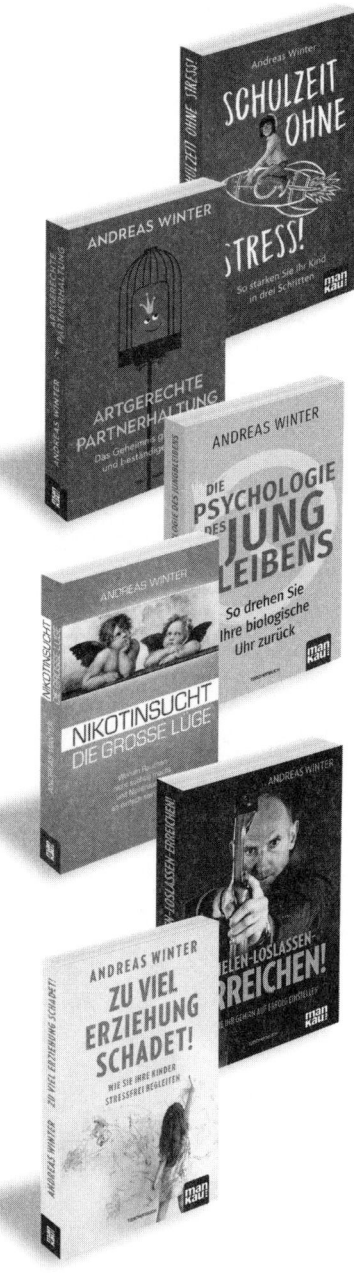

SCHULZEIT OHNE STRESS!
So stärken Sie Ihr Kind
in drei Schritten
ISBN 978-3-86374-580-6

ARTGERECHTE PARTNERHALTUNG
Das Geheimnis glücklicher
und beständiger Liebe
ISBN 978-3-86374-508-0

DIE PSYCHOLOGIE DES JUNGBLEIBENS
So drehen Sie Ihre biologische
Uhr zurück
ISBN 978-3-86374-649-0

NIKOTINSUCHT – DIE GROSSE LÜGE
Warum Rauchen nicht süchtig
macht und Nichtrauchen so einfach sein kann!
ISBN 978-3-86374-080-1

ZIELEN – LOSLASSEN – ERREICHEN!
Wie Sie Ihr Gehirn auf Erfolg
einstellen
ISBN 978-3-86374-518-9

ZU VIEL ERZIEHUNG SCHADET!
Wie Sie Ihre Kinder stressfrei
begleiten
ISBN 978-3-86374-489-2

AUDIO-CDS UND DVDS VON ANDREAS WINTER

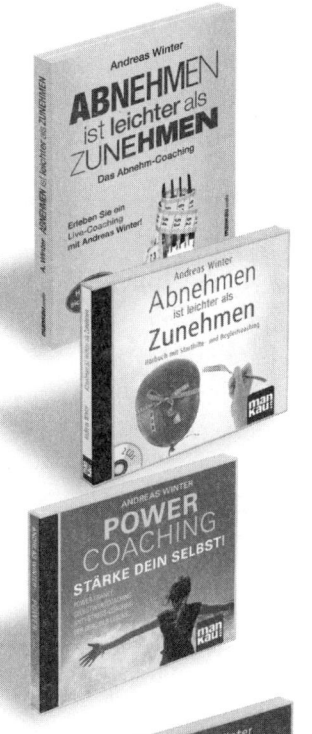

ABNEHMEN IST LEICHTER ALS ZUNEHMEN. DAS ABNEHM-COACHING
Hören Sie sich schlank!
2 Audio-CDs, Laufzeit ca. 113 Min.
ISBN 978-3-938396-75-9

ABNEHMEN IST LEICHTER ALS ZUNEHMEN. DAS HÖRBUCH
Mit Starthilfe- und Begleitcoaching
2 Audio-CDs, Laufzeit ca. 133 Min.
ISBN 978-3-86374-373-4

POWERCOACHING. STÄRKE DEIN SELBST!
Power-Trance I Selbstwertcoaching
Der Berg des Lebens
Anti-Stress-Coaching
1 MP3-CD, Laufzeit ca. 220 Min.
ISBN 978-3-86374-593-6

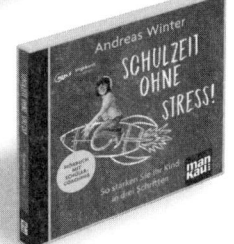

SCHULZEIT OHNE STRESS!
So stärken Sie Ihr Kind in drei Schritten. Hörbuch mit Schülercoaching
1 MP3-CD, Laufzeit ca. 332 Min.
ISBN 978-3-86374-579-0

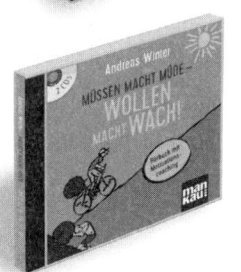

MÜSSEN MACHT MÜDE – WOLLEN MACHT WACH!
Hörbuch mit Motivationscoaching
2 Audio-CDs, Laufzeit ca. 150 Min.
ISBN 978-3-86374-445-8

Alle Hörbücher sind auch als Download erhältlich!

‰ **ANHANG**

Alle Hörbücher sind auch als Download erhältlich!

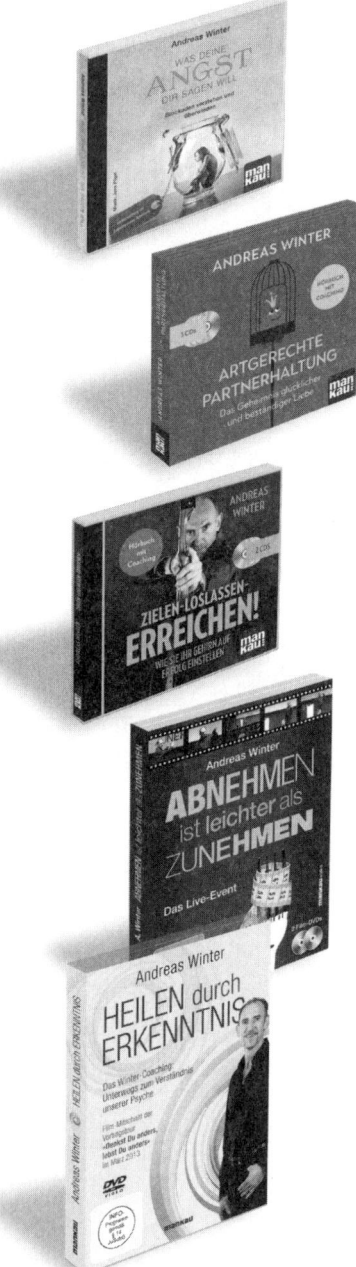

WAS DEINE ANGST DIR SAGEN WILL
Blockaden verstehen und überwinden. Audiocoaching mit Selbsthypnose-Anleitung
1 Audio-CD, Laufzeit ca. 70 Min.
ISBN 978-3-86374-332-1

ARTGERECHTE PARTNERHALTUNG
Das Geheimnis glücklicher und beständiger Liebe. Hörbuch mit Coaching
3 Audio-CDs, Laufzeit ca. 231 Min.
ISBN 978-3-86374-511-0

ZIELEN – LOSLASSEN – ERREICHEN!
Wie Sie Ihr Gehirn auf Erfolg einstellen. Hörbuch mit Coaching
2 Audio-CDs, Laufzeit ca. 153 Min.
ISBN 978-3-86374-521-9

ABNEHMEN IST LEICHTER ALS ZUNEHMEN (2 DVDS)
Das Live-Event
2 Film-DVDs, Laufzeit ca. 209 Min.
ISBN 978-3-86374-067-2

HEILEN DURCH ERKENNTNIS (DVD)
Das Winter-Coaching: Unterwegs zum Verständnis unserer Psyche
1 Film-DVD, Laufzeit ca. 107 Min.
ISBN 978-3-86374-116-7

ANMERKUNGEN

1) https://de.m.wikipedia.org/wiki/Drink_doch_eine_met
2) https://www.musixmatch.com/de/songtext/Udo-Jürgens/Der-Teufel-hat-den-Schnaps-gemacht; Songwriter: Michael Kunze / Udo Juergens
3) Pollmer, Udo (Hg.): Opium fürs Volk. Natürliche Drogen in unserem Essen, rororo Verlag, 2010
4) Songtext von African Reggae, Songwriter: Bernhard Potschka Nina Hagen/Reinhold Heil, © Sony/ATV Music Publishing LLC
5) https://www.rtl.de/cms/studie-tv-werbung-fuer-alkohol-verfuehrt-jugendliche-zum-rauschtrinken-2477093.html
6) https://www.t-online.de/leben/familie/schulkind-und-jugendliche/id_59603128/komasaufen-700-000-teenies-pro-monat-im-vollrausch.html
7) Stüben, Natalie: Ohne Alkohol: Die beste Entscheidung meines Lebens, Kailash Verlag, 2021
8) Janov, Arthur: Vorgeburtliches Bewusstsein, Scorpio Verlag, 2012
9) Chopra, Deepak und Simon, David: Der Jugend-Faktor. Das Zehn-Stufen-Programm gegen das Altern, Lübbe Verlag, 2002
10) https://www.mywaybettyford.de/suchtkompendium/alkoholtherapie/
11) https://www.kenn-dein-limit.de/alkoholkonsum/alkoholkonsum-in-deutschland/
12) WHO = World Health Organization = Weltgesundheitsorganisation; ICD-10 = International Classification of Diseases = Internationale statistische Klassifikation der Krankheiten und verwandter Gesundheitsprobleme, aktuelle Ausgabe; DSM-IV = Diagnostic and Statistical Manual of Mental Disorders = Diagnostisches und Statistisches Manual Psychischer Störungen, 4. Ausgabe, 1994
13) Krausz, Michael und Haasen, Christian (Hg.),Thieme Verlag, 2004

14) Dolata, Uwe: Stationen einer Wiedergeburt, Mankau Verlag, 2008

15) https://andreaswintershop.de/epages/9dafb5fe-cc89-45ea-b01b-c46545aec43d.sf/de_DE/?ObjectPath=/Shops/9dafb5fe-cc89-45ea-b01b-c46545aec43d/Products/Web001

16) www.alkohol.schwarz-netz.de

17) http://www.ruhr-uni-bochum.de/neuropsy

18) https://www.absinth-alandia.de/blog-magazin/herkunft

19) https://www.weinkenner.de/gipfel-der-perversion-dom-perignon-bad-fuer-25-000/

20) Namen und Biografien entsprechen selbstverständlich nicht der Realität.

21) Wer sich näher dafür interessiert, wie eine solche emotionale Ermächtigung abläuft: Einen Live-Mitschnitt eines Falles, in dem es darum geht, sich gegen die Kritik und das Urteil eines anderen zu immunisieren und die Angst vor Misserfolg zu überwinden, veröffentlichte ich als 50-minütige Audiodatei unter dem Titel »Der Berg des Lebens«; zu finden in »Power-Coaching«, Mankau Verlag, 2020

22) Winter, Andreas: Artgerechte Partnerhaltung. Das Geheimnis glücklicher und beständiger Liebe, Mankau Verlag, 2019

23) Wie man die Priorität seiner Ziele so erhöht, dass man sie automatisch erreicht, beschreibe ich in meinem Buch »Zielen, loslassen, erreichen! Wie Sie Ihr Gehirn auf Erfolg einstellen«, Mankau Verlag, 2019

24) https://rmdopen.bmj.com/content/5/1/e000893

25) Körkel, Prof. Dr. Joachim: Der Rückfall des Suchtkranken. Flucht in die Sucht?, Springer Verlag, 1988

26) https://beruhmte-zitate.de/zitate/2034679-mahatma-gandhi-wenn-du-im-recht-bist-kannst-du-es-dir-leisten-r/

27) Zitat aus einem Telefoninterview mit Udo Pollmer

28) https://www.zitate-online.de/literaturzitate/allgemein/19490/wenn-du-etwas-2-jahre-lang-gemacht-hast.html

STICHWORTREGISTER

A

Absinth .... 91f.
Abstinenz 19ff., 29, 36,
42, 46, 66,
151, 161f.
Acetylcholin 37
Adrenalin 37, 76
Akzeptanz
(Verständnis) .... 37f.
Alkohol
→ Bekömmlichkeit ... 12f.
→ cardioprotektive
Wirkung 152
→ Historie .... 56f., 60f.
→ in der
Schwangerschaft 68
→ soziokulturelle
Komponenten .... 86ff.
→ Verhältnis zum 34
Alkoholiker, Definitions-
versuch .... 33f.
Alkoholikertherapie,
klassische 19
Alkoholismus
→ als Krankheit ... 19f., 22
→ Grade des .... 33ff.
→ Rückfall 19, 153ff.,
161ff.
Alkoholkonsum ... 17ff., 53ff.
→ Einstiegsalter .... 18f.
→ Hintergrund 48
→ mäßiger 152
→ Wirkung 53f., 78
Alkoholmissbrauch,
Hintergrunde 151
s. a. Überdosierung
Alkoholtherapie .... siehe
Selbsthilfegruppen
Alkoholträger 163
Alkoholwerbung 18
Alkopops 18, 98
Angst
→ tiefenpsychologische
Analyse 22
→ vor Alkohol-
gefährdung 82
→ vor dem
Rückfall ... siehe Alko-
holismus, Rückfall
»Anker« .... 171f.
Anonyme Alkoholiker ....
siehe Selbsthilfegruppen
Anti-Coaches 145
Ausschleichen des
Alkohols .... 164ff.
Autosuggestion 161

B

Bachblüten (Rescue-
Mischung) .... 161f.
Baldrian 164

Bier 96f., 101

C
Cannabis 18
Coaching, tiefen-
 psychologisches ..... 111ff.
Cognac 90

D
Defensive (Rückzug) ... 37ff.
Delta-Trinker 151
Demenz 27ff., 152
Depression 42, 152
Diabetes 152
Disziplin 74ff., 157
Drogenkonsum 17

E
Eltern, trinkende ... 28, 67f.
Endorphine 37, 46, 68
Entgiftungsprozess 35
Entzugssymptome ...... 156, 165f.
Ethanol .... 45, 56, 85, 101, 155f.

F
Fallbeispiele ...... 22ff., 27ff., 69f., 72, 114ff.

Führerscheinerhalt ... 102ff.

G
Gin 93

H
Heroin 46, 155, 162
Herz-Kreislauf-
 Erkrankungen 152
Hörbuch (Hinweis) ... 13, 160
Hypnose .... 23f., 166f.
 s. a. Hörbuch

I
Informationen 48

J
Ja, aber
 (Psycho-Tipp) .... 168f.
Jugendtrend
 Alkohol 59ff., 88

K
Kontrolliertes
 Trinken (kT) 157
Kornbrand 89
Körper vs.
 Psyche/Geist .... 41f.

L

Likör 93f., 100

M

Machtlosigkeits-
erfahrung .... 37f.
Medikamente 16, 20, 36,
42, 46
→ Symptom-
unterdrückung 32
Methadon 162

N

Naschzwang 49
Neurotransmitter 37, 39
Noceboeffekt 161

O

Obstbrände .... 97f.
Offensive (Jähzorn) .... 37ff.
Osteoporose 152

P

Promillegrenzen .... 104f.
Psyche 35ff., 41ff.,
63ff., 80,
86, 155

R

Raki/Ouzo/Sambuca 91
Reframing 24, 150
Rheumatoide
Arthritis 152
Rum 92

S

Schlaf (Psycho-Tipp) 26
Schnaps .... 87f.
Sekt, Symbol-
bedeutung 28, 95f.,
101
Selbsthilfegruppen 16,
66, 71ff.,
153, 162f.
Selbstreflexionen 160
Serotoninmangel 76,
170f.
Stress 12, 22,
25, 37, 80,
152, 158f.,
170ff., 177
Sucht
→ Definitions-
versuch .... 35ff.
→ körperlicher vs.
psychischer
Aspekt 36, 43
→ Ursachensuche ... 31ff.
→ vs. Zwang .... 48ff.
Suizidversuch 19

T

Tequila/Mezcal .... 90f.
Triggertest 25
Trinkertypen .... 80ff.
Trotz (Psycho-Tipp) 66
Trotz(reaktionen) .... 62ff.

U

Überdosierung 82
Überforderung,
    Gefühl der 54f., 75f.,
                    157, 170f.,
                         177

W

Waschzwang .... 48f.
Wein .... 94f.
Whisky .... 88f., 99f.
Wodka .... 89f., 99f.

Z

Zwang .... siehe Sucht
                    vs. Zwang

Bücher, die den Horizont erweitern

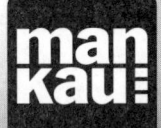

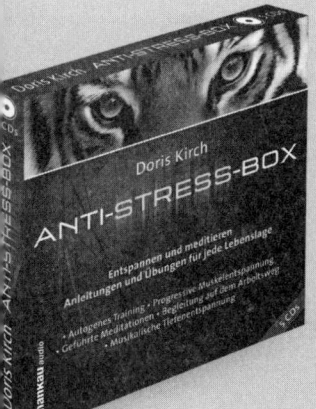

Doris Kirch
ANTI-STRESS-BOX (5 AUDIO-CDS)
Entspannen und meditieren. Anleitungen und Übungen für jede Lebenslage

UVP 29,95 €
ISBN 978-3-938396-40-7

Auch als Download erhältlich!

»Gut nachvollziehbare Anleitungen und die angenehme Stimme von Doris Kirch machen dem Stress schnell den Garaus.«
Hannoversche Allgemeine Zeitung

»Auftanken, entspannen, zur Ruhe kommen, Sand unter den Füßen spüren ... Urlaubsgefühl. Das kann man jeden Tag genießen: mit den Meditationen von Doris Kirch (...) – locker bleiben kann gelernt werden.« praxis+recht

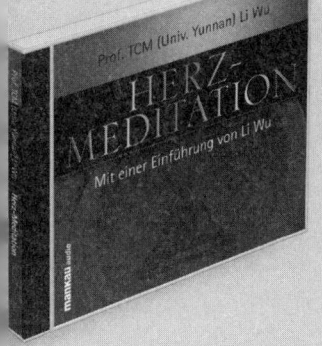

Prof. TCM (Univ. Yunnan) Li Wu
HERZ-MEDITATION (AUDIO-CD)
Mit einer Einführung von Li Wu

UVP 12,95 €
ISBN 978-3-938396-71-1

Auch als Download erhältlich!

Die Herz-Meditation ist eine spirituelle Technik, die in früherer Zeit nur durch mündliche Überlieferung weitergegeben und von den chinesischen Schamanen geheim gehalten wurde. Sie stärkt die Kraft, seelisch, geistig oder spirituell miteinander zu verschmelzen und zugleich dem Objekt der Liebe die Freiheit zu geben, es nicht zu vereinnahmen oder in Besitz zu nehmen – es nur zu lieben. Nach einer gewissen Übungszeit werden Sie erleben, wie sich Energie in Ihr Herz ergießt und von hier aus in alle Körperteile lenken lässt. So können Sie die Herz-Meditation auch jederzeit für eine Heilbehandlung einsetzen.

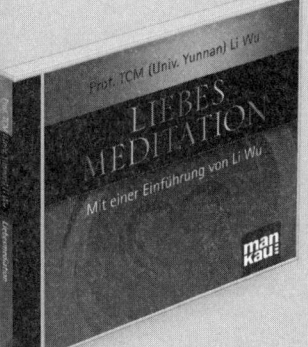

Prof. TCM (Univ. Yunnan) Li Wu
LIEBESMEDITATION (AUDIO-CD)
Mit einer Einführung von Li Wu

UVP 12,95 €
ISBN 978-3-86374-188-4

Auch als Download erhältlich!

Die Liebesmeditation bedient sich verschiedener Techniken des Qi Gong und der Bittentherapie, wie sie in der Traditionellen Chinesischen Medizin seit über 3.000 Jahren praktiziert werden. Ausgehend vom kontrollierten Atem geht es in der Liebesmeditation um die innere Sammlung, bei der Körper, Geist und Seele eine deutliche Stärkung erfahren. Die Liebesmeditation hilft uns ferner, wieder zu unserem Ursprung, zu unserer Mitte zu finden. Sie stärkt die Kraft, seelisch, geistig oder spirituell miteinander zu verschmelzen und dabei dem Objekt der Liebe die Freiheit zu lassen, es nicht zu vereinnahmen oder in Besitz zu nehmen – es nur zu lieben.

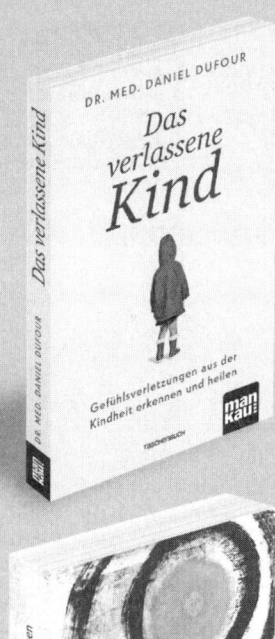

Dr. med. Daniel Dufour
DAS VERLASSENE KIND
Gefühlsverletzungen aus der Kindheit erkennen und heilen
12,90 € (D) / 13,30 € (A)
ISBN 978-3-86374-533-2

»Es ist ein wichtiges Buch für Betroffene und Therapeuten, weil es wie kein zweites den betroffenen Menschen zum allein Verantwortlichen erklärt und nicht den allwissenden Therapeuten und die Diagnose in den Mittelpunkt stellt.«
Connection Special

»Viele Leser werden sich in den zahlreichen anschaulichen Fallbeispielen Dufours wiederfinden und ihre eigene Lebensgeschichte mit anderen Augen betrachten.« Newsage

Bärbel Mechler
VON PSYCHOPATHEN UMGEBEN
Wie Sie sich erfolgreich gegen schwierige Menschen zur Wehr setzen
9,95 € (D) / 10,30 € (A)
ISBN 978-3-86374-123-5

»(...) Wenn auch du solche Typen in deinem Leben ertragen musst, (...) dann wird dieses Buch die Antwort auf Deine Probleme sein: Anhand vielfach bewährter, praxistauglicher Beispiele erklärt die Autorin, wie du die typischen Verhaltensmuster, mit denen sich diese ›Quälgeister‹ selbst entlarven, erkennst und hinter ihre täuschende Fassade blicken kannst. Von galanten Schmeicheleien bis hin zu handfesten Konfrontationen bekommst du eine reiche Palette gezielter Methoden in die Hand, um dich effektiv aus der Opferrolle zu befreien.« Wege

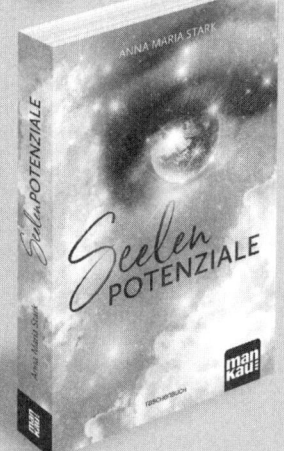

Anna Maria Stark
SEELENPOTENZIALE
9,95 € (D) / 10,30 € (A)
ISBN 978-3-86374-449-6

»Auf der Suche nach wichtigen Entscheidungen leitet Anna Maria Stark an, wie man sie differenziert mit einfachen Anwendungen im Inneren unseres Selbst herbeiführt. Dieses Buch ist ein wertvoller Ratgeber und für jedermann geeignet. Es setzt keine Vorkenntnisse voraus und ist dennoch eine Bereicherung für erfahrene Menschen, die sich auf dem Weg befinden. Sehr empfehlenswert!«
Christina Baumann, Coach und Buchautorin

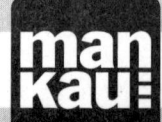

Unsere Bücher erhalten Sie bei Ihrem Buchhändler!
Besuchen Sie auch unsere Internetseite mit Bestellmöglichkeit, Autoren-Videos, Leseproben, Veranstaltungstipps und Newsletter: **www.mankau-verlag.de**